Weil du nicht geflohen bist vor meiner Angst

Ingrid Weber-Gast

Weil du nicht geflohen bist vor meiner Angst

Ein Ehepaar durchlebt die Depression des einen Partners

Mit einem Beitrag von Stefan Gast und einem Nachwort von Hans Müller-Fahlbusch

Matthias-Grünewald-Verlag

Wer der Autorin schreiben möchte, wende sich bitte an den Matthias-Grünewald-Verlag, Postfach 3080, D-6500 Mainz, der gerne das entsprechende Schreiben weiterleitet.

5. Auflage 1981

CIP-Kurztitelaufnahme der Deutschen Bibliothek

Weber-Gast, Ingrid
Weil du nicht geflohen bist vor meiner Angst: e. Ehepaar durchlebt d. Depression d.e. Partners / mit e. Beitr. von Stefan Gast. – 1. Aufl. – Mainz: Matthias-Grünewald-Verlag, 1978.
ISBN 3-7867-0693-X

Umschlag: J. Wagner (Foto: ZEFA, Düsseldorf)
Satz: Studio für Fotosatz, Zornheim
Druck und Bindung: Georg Wagner, Nördlingen

Für Frau Prof. Dr. Erika Geissler und
Frau Dr. Marianne Strasser
in Dankbarkeit

Inhalt

Vorwort

Ich nehme dich an als meine Frau –
meinen Mann.
Ich verspreche dir Treue in guten wie in
bösen Tagen, in Gesundheit und Krankheit.
Ich will dich lieben, achten und ehren,
solange ich lebe.

Wir berichten über unsere persönlichen Erfahrungen zum Thema Depression.
Wir: Die Ehefrau, Jahrgang 1945, angestellt für die Seelsorge unter Kurgästen und Patienten einer Fachklinik für Neurologie und Psychiatrie, vermutlich schon hin und wieder einmal an leichten depressiven Erschöpfungszuständen erkrankt; der Ehemann, Jahrgang 1937, in der gleichen Seelsorgearbeit. Wir sind seit 1972 verheiratet und haben eine Tochter.
Für unsere Arbeit haben wir nach dem normalen Theologiestudium eine Ausbildung in Pastoralpsychologie erhalten.
Im Verlauf der Krankheit wurde von der behandelnden Ärztin die Bitte an uns herangetragen, unsere Erfahrungen aufzuschreiben. Damit haben wir damals sogleich begonnen, Abschnitt für Abschnitt, soweit es gerade möglich war und die Übersicht reichte. So hat sich das Schreiben durch alle Phasen des Krankheitsverlaufs hingezogen; nur die Schlußüberlegungen zur Partnertherapie sind nach Ablauf entstanden. Wir haben niemals hinterher korrigiert, was einige Zeit vorher entstanden war, um die Ursprünglichkeit zu wahren. Dadurch ist manches etwas unsystematisch geworden, und einige Aussagen stehen vielleicht auch in Spannung zueinander. Aber dadurch wird wohl auch ein wenig deutlich, daß sich alles immer wieder weiterentwickelt hat.
Für uns selber war wichtig, daß durch das Niederschreiben der ganz private Raum überschritten wurde. Wir haben uns in unserem Erleben als ein Ehepaar unter manchen anderen gefühlt, die Ähnliches mitmachen. Wir wollten – so gut es geht – in die Erlebniswelt des Depressiven und auch seines Partners Einblick geben. Wir hoffen, daß damit diese Krankheit etwas aus der Grauzone des Verschwei-

gens, des Nicht-darüber-Sprechen-Könnens herausgeholt wird. Vielleicht können wir ein wenig dazu beitragen, daß Gesunde sich etwas besser vorstellen können, was in einem Depressiven vor sich geht. Nicht als könnte er sich je ganz einfühlen und so die tiefste Einsamkeit des Erkrankten durchbrechen, die für die Depression so kennzeichnend ist. Aber vielleicht ist es möglich, daß die zusätzliche Mauer des Schweigens und der Fremdheit ein wenig abgebrochen wird.

Depression – aus der Sicht des Betroffenen

Irgendwann kam die Depression. Es war nicht die erste, und – wie ich jetzt weiß – es wird wohl auch nicht die letzte gewesen sein. Aber diese eine machte etwas deutlich, was ich früher nur verschwommen gesehen hatte und was den Verlauf der künftigen hoffentlich beeinflussen wird.

Es begann mit einer schrecklichen Müdigkeit

Ganz gleich, wie lange und wie tief ich geschlafen hatte: Vom ersten Augenaufschlag an war ich erschöpft, hatte ich Angst, den Tag nicht bewältigen und den Abend nicht heil erreichen zu können. Und diese Müdigkeit, diese Angst schien mir selbst übertrieben angesichts der Aufgaben, die für mich anstanden. Gewiß, unsere Tochter, ein reichliches Jahr alt, war länger hintereinander krank gewesen; kein Grund, um sich ernste Sorgen zu machen, aber ständiges Gejammer in den Ohren, immer wieder gestörte Nächte, immer neues Sich-Fragen, ob sie nicht doch eine schlimme Krankheit ausbrüte, auch die Furcht, wir könnten uns einen kleinen Tyrannen heranziehen. Es war schon eine harte Zeit, das haben auch andere mir bestätigt, auch unsere Hausärztin, mit der ich hin und wieder darüber sprach. Dazu kamen noch andere Dinge, vor allem Schwierigkeiten im Haus mit unserem Mitbewohner, der am gleichen Ort arbeitet wie mein Mann und ich und der diese Schwierigkeiten auch auf den Arbeitsplatz übertrug. Ich hätte nie geglaubt, daß zwei Familien in einem Haus einander das Leben so schwer machen könnten. Das war eine Erfahrung, der gegenüber ich mich zuallererst hilflos fühlte.
Wegen der nicht endenwollenden Müdigkeit ging ich zur Hausärztin, die mich gründlich untersuchte, ohne so recht eine Erklärung zu finden. Gewiß, mein Herz arbeitete nicht ganz so, wie es sollte, der Blutdruck war viel zu niedrig, aber auch dafür gab es keine Ursachen. Allen Heilversuchen zum Trotz blieb ich müde, und es verstärkte sich in mir das Gefühl, dem Leben nicht mehr gewachsen zu sein. Ich bat die Frau aus dem Nachbarhaus, mich hin und wieder, wenn sie zur Arbeit fortgegangen war, in ihre Wohnung setzen zu dürfen, um meinem Alltag zu entfliehen. Das brachte ein wenig Erleichterung, aber jedesmal, wenn ich zurückging, war mir der Hals wie zuge-

schnürt. Hinzu kam allmählich eine weitere Angst: die Angst, die anderen würden meiner überdrüssig, sie würden mir nicht mehr glauben, daß es mir wirklich schlecht gehe, würden mich für wehleidig halten, würden von mir erwarten, daß es mir nach ein paar Wochen so intensiver Betreuung durch den Arzt und weitgehender Arbeitsverschonung nun einfach wieder besser gehen müsse. Wie sehr habe ich mich danach gesehnt, daß es mir besser gehe! Aber ich hatte es doch nicht in der Hand, im Gegenteil, mir war, als glitte ich in einen immer tieferen Abgrund hinein. Ich hatte Angst, er könne bodenlos sein und mich für immer verschlingen.

Könnte es eine Depression sein?

In dieser Lage fiel eines Tages die Frage unserer Hausärztin: „Was meinen Sie selbst: Könnte es auch eine Depression sein?" Und ich konnte nicht anders als ja sagen. Schon während meines Studiums war ich wegen eines hartnäckigen Magenleidens an den Nervenarzt verwiesen worden, der mit seinen Medikamenten viel erfolgreicher war als alle vorangegangenen Bemühungen der Internisten. Gegen Ende des Studiums war ich so uneins mit mir selber, daß andere mir zu einer Psychotherapie rieten. Ich konnte nie ergründen, worauf sich ihr Rat gründete, aber ich folgte ihm, weil ich wußte, daß man es gut mit mir meinte, und die Gespräche mit einer Professorin an der Nervenklinik taten mir wohl und halfen mir, mit mir selber ins Reine zu kommen. Eine Diagnose, was mir denn nun eigentlich fehle, bekam ich nicht mit auf den Weg, als ich die Universitätsstadt verließ. Später, in einer Zeit extremer Belastung, brauchte ich noch einmal psychiatrische Hilfe, die hauptsächlich in Medikamenten und in der Verordnung eines weniger aufreibenden Lebens bestand.
Ich selber hatte mir wohl oft insgeheim Gedanken gemacht, ob ich depressiv sei, und auch öfter mit meinem Mann darüber gesprochen. Aber zunächst war es uns beiden gelungen, diesen Gedanken immer wieder zu vergessen, solange ihn noch kein anderer ausgesprochen hatte. Aber von jener Frage der Hausärztin an war es sozusagen aktenkundig, woran ich erkrankt war; die Diagnose erschien auf der Krankmeldung und auf dem Überweisungsschein, der mich zurück zu jener Professorin schickte, die mich schon früher behandelt hatte, und zu der der Kontakt auch in der Zwischenzeit nie ganz abgebrochen war. Sie bestätigte die Meinung der Hausärztin und verschrieb Medikamente.

Und dann begann die eigentlich wichtige Zeit. Die Krankheit erschien mir wie ein Unterricht, in dem ich unendlich viel zu lernen hatte. Schon gleich die erste Lektion war bitter: Wir mußten Pläne machen, uns zumindest für zehn bis vierzehn Tage von unserer kleinen Tochter zu trennen, weil ich nicht mehr imstande war, sie zu versorgen, und mein Mann ja um ihretwillen seine Berufstätigkeit nicht völlig aufgeben konnte. Eine Weile war mir, als zerrisse es mir das Herz: Ich meinte, damit würde mir bestätigt, daß ich zu nichts mehr tauge, daß ich nicht wert sei, ein Kind zu haben. Ich spürte, daß dieses Gefühl unangemessen war – schließlich hätten wir unsere Tochter auch dann fortgeben müssen, wenn ich wegen einer Blinddarmoperation ins Krankenhaus gekommen wäre, und dann wäre ein solches Gefühl nie entstanden! Aber obwohl ich es spürte, konnte ich mich nicht dagegen wehren. Ich wurde von diesem Gefühl überspült und mußte es auskosten bis zu jenem Nachmittag, als mein Mann dann tatsächlich mit unserer Tochter zu seiner Schwester wegfuhr. Eigenartig war nur, daß schon am nächsten Morgen dieses Gefühl des Unwertes einer Erleichterung wich, die sich immer weiter ausbreitete.

Mit dieser ersten Lektion war eine weitere, nicht minder schwierige verknüpft: Als wir begannen, nach Möglichkeiten zu suchen, um uns von unserer Tochter für eine Zeitlang zu trennen, mußten wir natürlich sagen, warum. Nun arbeitete ich schon länger u.a. als Seelsorgerin in einer psychiatrischen Klinik und hatte oft genug den Patienten geradezu suggeriert, es sei keine Schande, psychisch krank zu sein; Depressionen seien genau so wenig ehrenrührig wie gebrochene Beine. Und ich selber hatte mich auch an den Umgang mit solcherart Kranken gewöhnt. Aber welch meilenweiter Unterschied zwischen dieser Gewöhnung und dem Zwang, mich nun selber bei ihnen einreihen zu müssen: „Ich bin krank, ich habe eine Depression." Es gehörte eine unerhörte Kraft dazu, und wie sollte ich sie gerade während der Krankheit aufbringen? Und doch mußte ich es. Denn wie sonst hätte ich den Menschen um mich erklären können, daß ich meiner Arbeit nicht mehr gewachsen sei, obwohl ich doch umherlaufen konnte und nicht still im Bett zu liegen brauchte. Daß aus den meisten Reaktionen immerhin ein Bemühen um Verständnis herauszuhören war, ersparte mir wenigstens noch einen zusätzlichen Schmerz.

Ich erhielt Medikamente. Zumindest der Beginn war schrecklich. Hätte ich nicht gewußt, daß es damit seine Richtigkeit hat, ich hätte wohl kaum den Mut gefunden, sie unbeirrt einzunehmen. Die widersprüchlichsten Gefühle überrollten mich, ohne daß ich ihnen auch nur den geringsten Widerstand hätte entgegenwerfen können. Ich war gleichzeitig unruhig und wie gelähmt. Oft war es schon eine übermenschliche Anstrengung, ein paar Schritte aus dem Haus zu gehen. Ich wollte möglichst keinen Menschen mehr sehen. Ich meinte, jeder müsse mir ansehen, woran ich litt, und müsse mich deswegen verachten. Mein Mann behandelte mich mit unendlicher Behutsamkeit. Doch manchmal war auch das liebevollste Wort nicht sacht genug und verletzte mich. Ich konnte mich dann nicht gegen meine eigenen Tränen wehren und schämte mich ihrer zugleich. Ich spürte doch nur zu gut, mit welcher geradezu aufopfernden Bereitschaft er auf mich einging. Jede meiner Tränen mußte ihm doch zeigen, daß er es immer noch nicht gut genug gemacht hatte, obwohl er sich solche Mühe gab. Wenn ich nur die Kraft gehabt hätte, meine Tränen zu verbergen, ich hätte es getan. Aber die Kraft war nicht da, und das Gefühl, ihn zu quälen, machte alles noch einmal so schlimm. Ganz langsam wich der Druck. Es kamen Stunden – und wir haben sie gezählt! –, die ich ganz normal leben konnte. Für jede Minute, die ich zwischendurch einmal unbelastet leben konnte, waren wir dankbar; die dunklen zu zählen, hätte doch keinen Wert gehabt. Mein Mann konnte an meinem Gesicht ablesen, wie es mir ging, und er täuschte sich kaum einmal. Der ständige Wechsel zwischen Trauer und Erleichterung war auch nicht so einfach zu ertragen, aber gemessen an der Zeit vorher ein großer Fortschritt. Wenn ich mich an irgend etwas ganz unmittelbar hatte freuen können, dann strahlte diese Erfahrung noch in die nächste Dunkelheit hinein und nahm etwas von der Trostlosigkeit weg. Sie ließ die Hoffnung nicht sterben, daß es irgendwann mit mir wieder besser sein würde, daß wir unseren gewohnten Alltag wieder würden leben können. Auf den kleinsten Lichtschimmer am Horizont haben wir unsere Hoffnung gesetzt, ihn nicht aus den Augen gelassen, weil wir meinten, ohne Hoffnung auf die Zukunft die Gegenwart nicht ertragen zu können.

Miteinander die Krankheit aushalten

Ich sage bewußt „wir". Denn es war zwar meine Depression, aber mein Mann nahm an ihr Anteil. Er blieb bewußt in meiner Nähe, selbst auf die Gefahr einer Ansteckung hin, er ließ mich nicht allein. Natürlich war uns auch der Gedanke an einen Aufenthalt in einer Klinik gekommen, aber wir haben ihn bewußt verworfen. Wir meinten, dies sei eine Erfahrung, die Eheleute miteinander durchstehen müßten. Wenn man sich Treue „in guten wie in bösen Tagen" versprochen habe, müsse man doch wenigstens versuchen, miteinander die Krankheit auszuhalten. In einer halbwegs guten Stunde überlegten wir uns, daß der volkswirtschaftliche Verlust durch einen langen Klinikaufenthalt um ein Vielfaches größer wäre, als wenn mein Mann seine Arbeit ein wenig zurücksteckte und mir möglichst viel Zeit widmete. Und wie erleichtert war ich, zu Hause bleiben zu dürfen! Nicht irgendwohin in die Fremde gehen zu müssen, irgendeinem fremden Arzt oder Psychologen klarmachen zu müssen, was ich doch selber nicht so genau wußte, nicht immer wieder mit der Enttäuschung leben zu müssen, doch wieder einmal nicht verstanden worden zu sein; in einem Haus leben, wo jeder Schritt beobachtet wird, sich irgendeiner Ordnung unterwerfen, die mir fremd wäre. Nachdem unsere Tochter bei ihrer Tante lebte und wir täglich gute Nachrichten von dort bekamen, und nachdem allmählich die Medikamente ihre heilende Wirkung entfalteten, begannen wir mit den Gesprächen. Stundenlang saßen wir beieinander, und ich versuchte, mich im Wirrwarr meines Inneren zurechtzufinden. Ich lehnte mich an meinen Mann und begann zu sprechen, irgendeinem Gedanken nachzugehen, der sich mir gerade anbot. Er hörte zu mit unendlicher Geduld, faßte zwischendurch immer wieder zusammen, was ich gesagt hatte, horchte auf die Gefühle, die ich geäußert hatte, lockte mich durch Fragen, in der einen oder anderen Richtung weiterzusprechen. Er machte mir Mut, wenn ich Angst hatte, irgend etwas auszusprechen, das mir selbst viel zu schrecklich erschien, als daß ich es je hätte äußern dürfen. Manchmal schmiegte ich mich eng an ihn, um soviel Schutz wie möglich zu erfahren, damit ich es wagen konnte, irgend etwas auszusprechen.

Meine Heimatlosigkeit in der Kindheit

Es kamen wahrhaftig schlimme Dinge ans Tageslicht. Ich habe viel von meiner Kindheit gesprochen, von der Erfahrung der Ohnmacht und Rechtlosigkeit, vor allem aber der Ungeborgenheit, der Heimatlosigkeit. Es wurde mir immer deutlicher, wie sehr ich mich als Kind danach gesehnt habe, irgendwo verwurzelt zu sein. Es hätte nicht die

erste Heimat zu sein brauchen, der Ort, an dem ich geboren bin, es hätte auch einer dieser zahllosen weiteren Orte sein können, an denen wir nachher noch wohnten. Ich glaube, ich wäre da nicht anspruchsvoll gewesen. Aber irgendwo hätte ich bodenständig sein wollen, hätte die Gebräuche, die Mundart und die Lebensweise der anderen annehmen wollen. Aber welch aussichtsloses Unterfangen für ein Kind heimatvertriebener Eltern! Nein, es reicht nicht, irgendwo heimisch werden zu wollen, um es auch wirklich zu erreichen; dazu hätte viel mehr gehört, und so blieb das Ziel unerreicht, nicht zuletzt auch deshalb, weil meine Eltern sich schließlich in einer Gegend niederließen, wo die Menschen ihrer ganzen Lebensart nach mir besonders fremd waren. Selbst wenn man es darauf anlegte – man kann nicht beliebig an jedem Ort seine Heimat finden.
Noch so viel anderes mehr meldete sich in mir zu Worte, manchmal sprudelte ich geradezu über von dem Wunsch zu sprechen, immer wieder kam ich darauf zurück. Nein, niemand hätte mich im Gespräch so begleiten können wie mein Mann. Nicht nur, daß kein Arzt, kein Psychotherapeut sich je soviel Zeit für einen einzelnen Patienten hätte nehmen können (und welche Unsummen hätte eine solche Therapie gekostet!), ich hätte es auch nicht gewagt, so ehrlich auszusprechen, was in mir vorging, wenn ich nicht in Liebe verbunden gewesen wäre mit dem, der mich anhörte. Ich stand erschreckt vor den Abgründen meines Inneren und brauchte jemanden, der mich festhielt und der mich tröstete. Wenn ich in mir einer schmerzlichen Einsicht Raum gegeben hatte und dann in Tränen ausbrach, dann konnte ich gewiß sein, daß einer mich in seine Arme nahm, mich streichelte, mir tröstende Worte ins Ohr flüsterte. Und wenn ich von Schmerz übermannt nicht mehr weitersprechen, ja nicht einmal mehr weinen konnte, dann saß jemand schweigend neben mir, hielt die Stille aus und versuchte nach einer Weile, mich zum Weitersprechen zu bewegen.

Geduldige Bestandsaufnahme

Zweifellos kam uns unsere Ausbildung sehr zugute. Aber manchmal dachte ich mir, daß Gespräche dieser Art mir auch dann helfen würden, wenn wir ungeschickter und ungeübter zu Werk gegangen wären. Es kam vor allem darauf an, unter dem Schutz der Medikamente die krankmachenden Ursachen aufzuspüren, dafür zu sorgen, daß in meinem Inneren eine wirkliche Heilung in Gang kam und nicht einfach alles beim Alten blieb. Ich mußte einfach mit viel Zeit und viel Geduld darangehen, in mir selbst Bestandsaufnahme zu halten, mußte neue Übersicht gewinnen. Für mich selbst kam ich aus dem Nachdenken gar nicht mehr heraus und brannte darauf, immer wieder aussprechen zu dürfen, was mich gerade bewegte. Manchmal hatten wir Angst, wir könnten damit unsere Ehe belasten, denn wenn ich nachzudenken begann, konnte ich ja nicht im voraus wissen, ob nicht auch unsere Ehe in meine Krankengeschichte hineinverwoben sei, aber diese Angst legte sich immer wieder von selbst. Oft hatte ich das Gefühl, diese Bestandsaufnahme in meinem Inneren gleiche einem Seiltanz, und unsere Ehe sei so etwas wie ein Sicherheitsnetz, das unter mir ausgebreitet war. Ich spürte, was auch immer mit mir geschehen würde in dieser Krankheit – mein Mann würde mich nicht im Stich lassen, mich nie fortschicken oder selber weggehen, auch innerlich nicht.

Er tat mir oft leid, wenn er mir Stunde um Stunde zuhörte. Ich hätte ihn lieber geschont, aber ich wußte, daß es für mich keine andere Möglichkeit zur Heilung gab als das Gespräch mit ihm. Manchmal spürte ich sogar, daß ich ihn mit meiner eigenen Schwermut ansteckte, so daß ich ihn dort wieder herausholen mußte. Und so gelähmt ich dann auch selber war, ich konnte es. Wir machten die Erfahrung, daß Depressionen ungeheuer ansteckend sind. Der Weg zur Heilung, den wir einschlugen, setzte die Bereitschaft voraus, sich anstekken zu lassen.

Daß „einer des anderen Last trägt“, von dieser Forderung christlicher Ethik habe ich die Zeit meiner Depression über gelebt. Ich konnte nicht mehr jederzeit meine eigene Last tragen, ich war selber oft zu schwer für mich. Ich hatte es nötig, daß jemand mich hielt.

Hat mir Gott tragen geholfen?

In etwas leichteren Stunden habe ich mich immer wieder gefragt, welche Rolle eigentlich mein christlicher Glaube in dieser Krankheit spiele. Ich meine nicht meine Erfahrungen mit der Kirche, die deutlich in die Krankengeschichte hinein verwoben sind, sondern die Tatsache, daß ich mich selbst als gläubig bezeichne. Hat mir Gott tragen geholfen? Diese Frage war für mich schwer zu beantworten. Im Abgrund meiner Krankheit hat mir letztlich nichts mehr geholfen. Da galt es nur, meinen Willen zum Durchstehen, zum Überleben zu stärken, damit ich mich nicht selber aufgab. Geholfen hätte mir in dieser Lage nur eines: das Ende der Krankheit, oder zumindest deren Linderung. Und auf eine solche unmittelbare Weise hat Gott nicht eingegriffen. Geholfen haben die Medikamente, die langsam die unendliche Schwere auflockerten, geholfen hat die Stimme meines Mannes an meinem Ohr, der mir versicherte, er gebe es nicht auf, auf Heilung zu hoffen – er hoffe an meiner Stelle. Auch der Gedanke an einen Selbstmord ist mir nicht erspart geblieben. Abgehalten von ihm hat mich einmal die innere Müdigkeit, die nicht einmal mehr zu einem solchen Entschluß fähig gewesen wäre, und eben diese Stimme an meinem Ohr, die mich bat: „Geh nicht weg, ich brauche dich!" Nein, der Gedanke an Gott hat die Schwere des Erlebens nicht aufgelockert, und er hat mich auch nicht etwa vom Selbstmord weggelockt, im Gegenteil. Die Vorstellung, es gebe einen gütigen Gott, der versprochen habe, die Menschen gebrochenen Herzens zu trösten, hatte eher etwas Verführerisches an sich: nämlich zu ihm zu fliehen, da mir das Leben eben jenen Trost nicht mehr bieten konnte. Eigenartigerweise habe ich nie daran gedacht, Gott könnte mich strafen, wenn ich zu ihm flüchtete. Selbst in tiefster Dunkelheit hatte ich die feste Überzeugung, Gott – wenn es ihn gibt – würde es nicht über sein Herz bringen, einen Hoffnungslosen von sich zu weisen, der bei ihm seine Zuflucht suchte.

Texte, aus denen eine ähnliche Erfahrung sprach

Als dann langsam die schwärzesten Tage vorüber waren, begann auch der Glaube wieder aufzuleben. Ich konnte nachdenken über Texte aus der Schrift, aus denen auch die Erfahrung von schwerem Leid sprach. Alles Oberflächliche verletzte mich, alles Tiefe zog mich an, die Psalmen genauso wie manche Gedichte. Ich freute mich, wenn ich Texte fand, aus denen eine ähnliche Erfahrung sprach, wie ich sie erlebt hatte. Ich war froh, mit ein paar Zeilen in der Hand zu einem anderen Menschen gehen und ihm sagen zu können: „Lies das. Wenn du herausspürst, was es bedeutet, dann kannst du ahnen, was in mir vor sich geht." Diese erste Kommunikation über das Werk von Dichtern und Heiligen hatte etwas Befreiendes an sich.
Endlich konnte ich wieder von mir aus auf Menschen zugehen, endlich standen mir Worte zur Verfügung, mit denen ich mich verständlich machen konnte. Auch wenn es vorerst noch geliehene Worte waren: Die absolute Einsamkeit des Erlebens war aufgebro-

chen. Und ich hatte Weggefährten an meiner Seite, an deren Glaubwürdigkeit niemand zweifeln konnte.
Solche Weggefährten langsam zu entdecken, war ungeheuer hilfreich. Denn noch immer hatte ich Angst vor dem Urteil anderer: daß sie mich nicht verstünden, daß sie meinten, ich übertriebe, daß sie mir nicht glaubten, wie sehr ich litte. Denn ich lief ja weiterhin herum, am Anfang von den Medikamenten gelähmt und versteift, dann aber wieder freier. Ich hatte Angst, man würde es mir nicht glauben, daß ich wirklich nicht arbeiten kann. Ich war auch nie ganz ohne Verpflichtungen. Lange bevor die Krankheit in Sicht war, hatte ich schon Termine angenommen, und ich stand nun vor der Frage, ob ich sie absagen sollte. Aber damit wären so viele neue Schwierigkeiten entstanden, daß ich sie lieber beibehielt. So fuhr mich mein Mann zu einem Meditationsabend – ich selbst traute mich schon nicht mehr ans Steuer –, und dann saß ich da vor einer unerwartet großen Zuhörerschaft. Ich hatte das Gefühl, etwas geben zu müssen, was ich selber nicht mehr besaß, und dennoch war das Echo auf diesen Abend erstaunlich stark. So habe ich während der ganzen Zeit der Depression Meditationsabende gehalten, manches Mal mit zerrissenem Herzen und unfähig, selber zu meditieren. Daß ich es überhaupt fertigbrachte, andere während meiner Krankheit dazu anzuleiten, war für mich selber ein tröstliches Wunder. Wenn mich einmal der Mut verließ, dann sprach mein Mann ihn mir neu ein, und so habe ich keinen Abend ausgelassen.

Meine Verletzlichkeit als Gradmesser der Genesung

Die Depression löste sich langsam auf. Die Stunden, in denen ich mich gelöst fühlte, wurden allmählich häufiger. Es war für mich stets wie ein Wunder, wenn ich mit einem Mal feststellte, daß ich nun schon eine ganze Weile an etwas anderes als an meine eigene Schwermut gedacht hatte. Manchmal konnte ich es überhaupt nicht fassen, daß es für mich nach dieser ausweglosen Dunkelheit überhaupt noch Licht gab, noch Freude, noch Unbefangenheit. Wenn ich meiner Krankheit entrinnen konnte, fühlte ich mich wie ein gefangener Vogel, der auf einmal entdeckt, daß man vergessen hat, seine Käfigtür zu schließen, und der nun nach Herzenslust seine Flügel schwingt. Oft genug gab es ein böses Erwachen, oft genug hatte ich meine eigenen Kräfte überschätzt und fand mich selbst als Häufchen Elend wieder. Etwa, wenn ich versucht hatte, wieder einmal unter

Menschen zu gehen, und dann doch verletzt war von ihrer Oberflächlichkeit und Torheit. Meine eigene Verletzlichkeit war für mich der deutlichste Gradmesser meiner Genesung. Um so wunderbarer war es freilich, wenn dann ein Kontakt doch einmal gelungen war, wenn ein Gespräch zustande gekommen war, in das ich mich ganz frei einbringen konnte. Dann hatte ich manchmal einen Augenblick lang ein fast euphorisches Glücksgefühl, für mich selber nur zu erklären aus dem ungeheuren Abstand, den ich während der Krankheit erfahren hatte. Hatte ich mich vorher abgeschlossen gesehen wie ein Fisch im Aquarium, der mit seinem Maul immer wieder an die Scheibe stößt und doch nicht durch das Glas dringen kann, so fühlte ich mich in der ausklingenden Krankheit eher wie ein Neugeborenes, das nackt und schutzlos daliegt, noch halbtot von dem qualvoll engen Weg, und doch erfüllt von der Hoffnung und der Freude, daß nun endlich das Leben beginnen kann. Zwischen diesen Empfindungen schwankte ich hin und her, irgendeine Stabilität war nicht so schnell zu erreichen.

Eine Reise zu Freunden

Eine Reise zu weit entfernt lebenden Freunden, eigentlich durchaus anstrengend, brachte mich auch ein Stück der Genesung näher. Sie verhalf mir zu der Erfahrung, daß ich inzwischen doch nicht mehr völlig ohne Wurzeln zu leben brauchte, sondern zumindest ein Stück Heimat gefunden hatte. Auch wenn es nur ein Besuch war und feststand, daß wir dort nicht bleiben würden – allein das Gefühl, mit einem Stück Land vertraut zu sein, Menschen zu kennen, bei denen ich mich fraglos angenommen wußte, brachte Linderung. Alte Heimatgefühle aus der Zeit, in der mein Mann und ich auch dort gelebt hatten, brachen wieder auf und gaben mir Vertrauen auf meine eigenen Fähigkeiten, mir überhaupt irgendwo eine Heimat zu schaffen. Ich brauchte nicht mehr verzweifelt die Hände sinken zu lassen, weil es mir ja doch nie mehr gelingen würde, an irgendeinem Ort daheim zu sein. Wenn ich es einmal – wenn auch an einem Ort, an dem wir unmöglich hätten bleiben können – geschafft hatte, dann würde ich es vielleicht auch in Zukunft wieder schaffen. Und so habe ich den Abschied nicht mehr so tragisch erfahren, weil ich wieder mehr Zutrauen zu meinen eigenen Fähigkeiten gewonnen hatte.
Auf dem Rückweg von dieser Reise holten wir auch unsere Tochter zurück. Nach den ersten Minuten des Fremdseins, mit denen wir ge-

rechnet hatten, wandte sie sich uns wieder ganz unbekümmert zu. Ihr erneutes Einleben bei uns verlief unproblematisch. Von ihrer alten Krankheit – was auch immer es gewesen sein mag – war nichts mehr zu spüren, und sie erwies sich als leicht zu lenken und zu hüten. Sie brachte soviel Fröhlichkeit zu uns, daß die Schwierigkeiten zurücktraten. Da auch meine Körperkräfte allmählich zurückkehrten, konnte ich es wagen, für sie auch stundenweise wieder allein die Verantwortung zu übernehmen, so daß der Weg zu einem normalen Alltag schon wieder ein Stück weiter gegangen war.

Der erste Rückschlag

Freilich verlief nicht alles so harmonisch. Als ich versuchte, die Medikamente nur ein wenig zu reduzieren, gab es einen Rückschlag, der gleich alle Ängste wieder aufleben ließ. In mir kam die Furcht auf, dem Leben doch nicht mehr gewachsen zu sein, ausgeschlossen zu sein aus dem Kreis derer, auf die das Leben noch seine Hoffnung setzt. Vor der Krankheit hatten wir an ein zweites Kind gedacht, und mich überfiel die Furcht, dieser Plan müsse nun weit verschoben werden, womöglich gar auf einen Sankt Nimmerleinstag, da ich in meinem Schoß kein Kind mehr tragen dürfte. Ich hatte Angst, es könne belastet sein, wenn ich schon bald schwanger würde, und hatte zugleich Angst davor, den Plan zu verschieben. Es kam mir wie ein Urteil, eine Verurteilung vor, die endgültige Feststellung nämlich, daß ich für das Leben und für die Weitergabe des Lebens nichts tauge. Die Rückkehr zur alten Dosierung der Medikamente und ein Gespräch mit der Professorin brachten ein wenig Sicherheit zurück. Ich lernte, alles wieder ruhiger und hoffnungsvoller zu sehen. Aber ich erschrak noch im Nachhinein davor, wie rasch und wie stark ein solcher Rückschlag einsetzen konnte. Ob es der letzte war, weiß ich jetzt noch nicht, denn noch immer ist die Depression nicht abgeklungen. Ich stehe weiter unter Medikamenten, beginne zwar auch wieder zu arbeiten, bin aber jedem Leistungsdruck durch anhaltende Krankschreibung entzogen.

Ich muß mit der Krankheit leben

Ich habe während dieser Depression gelernt, das, was ich vorher vage für eine schwere Veranlagung hielt, beim rechten Namen zu nennen. Ich habe begriffen, daß ich mit dieser Krankheit leben muß. Ich weiß, daß ich mit ihrem Ausbruch immer wieder rechnen muß, vermutlich vor allem im Spätwinter. Es hat für mich keinen Zweck mehr, länger davor die Augen zu verschließen. Ich muß herausfinden, welche Situationen die Krankheit übermäßig herausfordern, und sie nach Kräften meiden, vor allem in ohnehin kritischen Zeiten. Ich muß mein Leben so einrichten, daß es immer wieder Ausfälle geben kann. Es darf in Zukunft nie so sein, daß es schlechthin eine Katastrophe wäre, wenn ich nicht arbeiten kann. Es mag sein, daß die Rücksicht auf meine Krankheit auch Einfluß auf unsere berufliche Karriere haben wird, weil es manche Stellen gibt, die ich nicht ausfüllen könnte. Ich muß lernen, auf Erwartungen zu reagieren mit dem Satz: „Das kann ich nicht übernehmen, weil es mir zuviel wird. Ich darf mich nicht überlasten, sonst droht mir eine Depression." Ich muß lernen, mich zu bescheiden. Und ich muß lernen, die Zeit auszukosten, die ich gesund leben darf, sie zu genießen, gerade auf dem dunklen Hintergrund der vergangenen und zukünftigen Depressionen die Gegenwart auszukosten. Jeden Morgen von neuem dankbar sein dafür, daß ich leben darf und mich dem Tag gewachsen fühle. Für mich ist es nicht mehr selbstverständlich, was für andere vielleicht selbstverständlich ist. Den Abgrund, in den ich geschaut habe, werde ich wohl nie mehr vergessen können. Aber vielleicht wird die Freude an einem ganz normalen Alltag mir dafür ein Entgelt sein.

Diese schrecklichen Rückfälle!

Meist kamen die Rückfälle unerwartet, die Stimmung schlug ganz plötzlich um. Es war mir, als legte sich eine eiserne Faust um meine Brust. Es verschlug mir den Atem, das war das schlimmste; ich meinte, ich müßte ersticken. Das Herz ging immer schneller, Hände und Knie zitterten, Übelkeit mit Brechreiz folgten. Ich hatte den Wunsch, mich so schnell wie möglich hinzulegen, und das ruhige Liegen brachte wirklich etwas Erleichterung, aber eben nur etwas. Alles in mir bäumte sich auf gegen diesen fürchterlichen Zustand, und der Gedanke: „So will ich nicht leben!" kam schnell. Diesem Gefühl, körperlich zusammengedrückt zu sein, entsprach auch die Stimmungslage: bedrückt, zerschlagen. Nicht einmal vornehmlich traurig, sondern zerschlagen, hoffnungslos. Ich erschrak vor der Stärke meiner eigenen Hoffnungslosigkeit. Ich hatte das Gefühl, diese Rückschläge nicht ertragen zu können, alle Kraft für die Bewältigung der Depression verbraucht zu haben, so daß ich nun keinen

Widerstand mehr zu bieten hatte. Diese Rückschläge wirkten ein wenig wie der berühmte Tropfen, der den Eimer zum Überfließen brachte. Ich konnte mich ihrer nicht erwehren, und ich hatte das Gefühl, es sei besser, gar nicht zu leben als mit dieser schrecklichen Last. Die Aussicht, so etwas immer wieder erdulden zu müssen, rang mit meinem Wunsch zu leben und mit der vom Verstand vorgebrachten Erinnerung, daß doch eben noch alles gut gewesen sei und daß es darum vielleicht auch bald vorüber wäre. Das Ganze wirkte auf mich wie ein Anfall. Mein Mann versuchte, die Erinnerung mit wach zu halten, um mir so über die Zeit hinwegzuhelfen. Das hat mich getröstet, aber nicht anders wie bei schrecklichen Schmerzen: daß da einer am Bett sitzt und die Hand hält, ist ein Trost, und dennoch wünscht man sich vor allem das Ende dieses unerträglichen Zustandes, einen Arzt, der die erlösende Spritze gibt oder etwas Ähnliches.

Was diese Rückfälle ausgelöst hat, habe ich nie ganz herausgefunden. Stets waren zwei Dinge mit im Spiel: Ich hatte wieder einmal eine Tablette weniger genommen, und mir war irgend etwas Belastendes begegnet. Beides hat irgendwie zusammengewirkt, eines allein war nicht imstande, diese Anfälle auszulösen. Die erste Hilfe war natürlich stets, möglichst rasch das absichtlich (oder auch unabsichtlich) vergessene Medikament nachzunehmen und dann herauszufinden, was mich belastet hatte. Diese Gespräche waren für meinen Mann und mich zermürbend. Nicht nur, daß sie sehr lange dauerten und unendlich viel Konzentration erforderten. Sie holten aus immer neuer Tiefe Unbewältigtes herauf, so daß es den Anschein haben konnte, der Abgrund sei unermeßlich; niemals werde es uns gelingen, die Verworrenheit meiner Seele wieder so zu ordnen, daß ein glückliches Leben zurückkäme.

Vollgestopft mit Träumen

Die Anfälle klangen langsam aus und ließen eine tiefe Erschöpfung zurück. Ich wollte nichts mehr; nicht mehr denken, nicht mehr sprechen, nicht mehr essen, nichts, nur schlafen, und auch das war gar nicht so einfach. Der Schlaf war vollgestopft mit Träumen, so daß ich am Morgen das Gefühl hatte, keine ruhige Minute gehabt zu haben. Noch schlimmer wurde es, als ich versuchte, auch ohne ein Beruhigungsmittel zu schlafen. Ich konnte so müde sein, wie ich wollte: Der Schlaf floh mich. Wenn ich mich abends zu Bett legte, verfiel ich

nach langer Wartezeit in eine Art Dämmerzustand, der mir zwar die lange Nachtzeit überbrücken half, aber alles andere als erholsam war. Ich konnte mich so viel entspannen wie ich wollte, es stellte sich kein Schlaf ein. Am Morgen war es mir speiübel vor Müdigkeit, der Rükken tat weh vom Liegen. Ich habe versucht, den Tag hindurch trotzdem so zu leben, als hätte ich geschlafen, und schonte mich nicht allzusehr. Mittags gelang es mir manchmal, vor Übermüdung eine halbe Stunde einzunicken, und das half wieder ein bißchen weiter, aber richtiger Schlaf war das auch noch nicht.
Und diese Träume! Die schrecklichen Träume, die mich unaufhörlich in diesem Dämmerzustand in der Nacht heimsuchten. Schon ihre Zahl war erdrückend. Ich dämmerte ein, träumte, wachte auf, sah auf die Uhr: Nur eine halbe Stunde später. Ich dämmerte wieder ein, das Ganze wiederholte sich ein paar Mal, bis die Nacht vorüber war. Ich hatte den Eindruck, von meinen Träumen überhaupt nicht mehr alleingelassen zu werden. Sie waren wie eine Horde von Böswilligen, die sich verschworen hatten, mich nicht mehr schlafen zu lassen. Oft schienen es mir bedeutungslose Szenen aus dem unmittelbar vergangenen Alltag, die mir begegneten.

Angsttraum vom Krieg

In einer Nacht kam ein Traum vom Krieg, ein Angsttraum von solcher Eindringlichkeit, wie ich ihn schon lange nicht mehr gehabt hatte. Während ich noch halbwach mit ihm rang, wurde mein Mann wach, und ich erzählte, was geschehen war. Er kam zu mir, und wir begannen darüber zu sprechen. Ich war fünfzehn Monate alt, als wir unsere Heimat verlassen mußten, und bis dahin habe ich nichts als Angst gekannt. Meine Mutter hat mir sicher Vertrauen einzuflößen versucht, aber sie selbst hatte ja auch Angst, schreckliche Angst; wer hätte damals keine Angst gehabt, als nachts blindlings in jedes erleuchtete Fenster geschossen wurde? Sie versuchte mich im Dunkeln zu beruhigen, wenn ich schrie, und zitterte dabei selbst vor Angst. Das ganze Leben war voll von Angst. Ich hatte das Gefühl, als habe sich damals in mir das Grundmuster gebildet: „Wenn das Leben so schrecklich ist, dann ist es besser, nicht zu leben.“ Dann ist es besser, in das Nichtleben zu flüchten. Und doch war mir diese Fluchtmöglichkeit versperrt, ein Säugling kann sich nicht umbringen, auch nicht, wenn er es wollte. Aber dieser Wunsch, aus dem übermächtig Schrecklichen zu fliehen, gepaart mit der Hilflosigkeit, die nicht einmal die Flucht ermöglicht, ist wohl tief in mich eingegangen. Ich sah mich im Traum als jemanden, der in den Krieg verwickelt ist, als jemanden, der schießen soll, aber zum einen überhaupt nicht in der Lage ist, richtig zu zielen und zu treffen, der aber zum anderen zutiefst von der Sinnlosigkeit des Schießens überzeugt ist: „Wenn ich jetzt schieße und treffe, dann kommen doch die nächsten und sehen, daß ich geschossen habe, und dann erschießen sie mich, und dann war alles umsonst!" Ich habe mich geträumt als jemanden, der sich vor allem verstecken möchte, bis der Krieg vorüber ist, der vom Verbergen vielleicht noch etwas erhofft. Und von der Einsicht, daß die anderen vielleicht auch bald keinen Krieg mehr wollen. Ich habe am Schluß geträumt, daß im feindlichen Lager womöglich eine Revolte gegen den Krieg ausgebrochen sei und daß man zumindest für vierundzwanzig Stunden erst einmal eine Pause einlegen wolle, um zu sehen, ob das Gerücht sich bestätige.

Nein, ich weiß, ich kann im Krieg nicht bestehen. In dieser Maschinerie des Tötens und Getötetwerdens bin ich eine Null, da kann niemand etwas von mir erwarten. Ich kann nur hoffen, daß mir das Schlupfloch des Versteckens offenbleiben wird, und vor allem auf die Einsicht der anderen, daß Krieg sinnlos ist. Aber frei werden von dieser Furcht werde ich wohl nie.

Die Zeit des Morgen-Grauens

Am schlimmsten war stets die Zeit des Morgengrauens. Für mich trägt diese Stunde ihren Namen zu Recht! Wenn das schützende Dunkel der Nacht vorüber ist und das warme Licht des Tages noch nicht zu erblicken ist, darf ich nicht wach werden. Ich habe eine panische Angst vor dem lauten Singen der Vögel am Morgen. Ich kann sie nicht hören, stecke den Kopf unter die Decke, hole mir Watte für die Ohren, und jeder Laut, der mich trotzdem erreicht, tut mir tief weh. Besonders schrecklich ist es, wenn ich bis dahin überhaupt noch nicht geschlafen habe. Ich habe dann das Gefühl, daß der Tag wieder beginnt, ohne daß ich mich auch nur ein wenig erholt habe, und daß ich so von vornherein keine Chance habe, die nun kommenden Stunden zu bestehen. Ich muß leben und habe doch nicht die Kraft dazu. Alle anderen haben sie, signalisieren mir die Vögel, nur ich nicht. Ich bin ausgestoßen aus dem Kreis derer, die den Tag mit Freuden anpacken. Ich werde ins Leben hineingezerrt, habe nicht einmal die Kraft, mich zu wehren, geschweige denn, es zu bestehen.

Es gab eine Zeit, in der ich meinen Mann immer wieder wecken mußte, wenn ich selber aufgewacht war, oder noch nicht geschlafen hatte, weil ich es allein nicht aushielt. Mir schien mein eigenes Verhalten, mein angstvolles Hin- und Herwälzen im Bett selber unbegreiflich, wie eine fremde Macht, die mich ergriffen hatte. In den letzten Jahren ist dies jedoch besser geworden; die schlimmen Morgen sind seltener geworden. Aber ich denke immer noch mit Schrecken an sie. Ich möchte sie nie wieder erleben. –

Die Depression scheint abzuklingen

Inzwischen scheint die Depression wirklich abzuklingen, und sie hat ja auch lange genug gedauert. Ich bin schwanger, fast frei von Medikamenten, und – soweit es die endlose Übelkeit zuläßt – dem Leben auch einigermaßen gewachsen. Aber innerlich sicher bin ich immer noch nicht, ob wirklich alles ausgestanden ist. Sobald ich mich an die Schreibmaschine setze, um über meine Krankheit zu schreiben, spüre ich, wie nahe sie mir noch ist. Mir ist, als brauche man nur ein wenig die Politur wegzukratzen, und gleich kommt das Holz hervor, aus dem meine Depression geschnitzt ist. Mir scheint, daß ich aus einem noch längeren Abstand heraus sie vielleicht wirklich als vergangen ansehen könnte, aber dieser Zustand ist noch immer nicht erreicht. Stark geworden ist jedoch mein Wunsch zu leben. Und oft höre ich mich sagen, daß ich endlich einmal vier Wochen unbeschwert sein möchte, vier Wochen hintereinander. Nicht jeden Tag leben mit der bangen Frage, wie es um den folgenden stehen wird. Ich habe den Eindruck, daß mir im Augenblick jedes Hemmnis auf dem Weg zu einem solchen Leben besonders stark auffällt. Und ich wäre kaum bereit zuzugeben, daß ich übertriebene Erwartungen an das Leben hege. Ich möchte endlich einmal in Ruhe gelassen werden. Ich möchte mich einmal nicht mit Problemen abplagen. Ob mir das wohl gelingt? Manchmal ist mir jetzt schon die Übelkeit zuviel, die meine Schwangerschaft mit sich bringt, und die Müdigkeit, die die Medikamente gegen sie hervorrufen. Die Sehnsucht, unbeschwert zu leben, das ist wohl das Zauberwort in meinem augenblicklichen Zustand.

Je wohler ich mich fühle, desto weniger kann ich mir mein eigenes Erleben während der Depression vorstellen; es wird immer schwerer, in mir jene Gefühle wachzurufen, die mich so leiden ließen. Sie kommen manchmal plötzlich und ungerufen zurück, und das nenne ich dann einen Rückschlag. Sie erreichen dann sofort jene quälende Tiefe, die mich das Leben ablehnen läßt. Aber da ich sie, wenn die Depression abgeklungen ist, nicht einmal mehr selber nachempfinden kann, glaube ich erst recht nicht, daß ein Außenstehender wirklich spüren kann, was in einem Kranken vor sich geht. Die Einsamkeit des Leidens ist gerade ein Teil der Krankheit selbst, das Gefühl der Unangemessenheit und Fremdheit. Freilich meine ich, daß jemand, der ganz eng mit einem Depressiven zusammenlebt, keine Distanz sucht, sondern im Gegenteil auf ihn zulebt, etwas von dem erfährt, was Depression ist. Vielleicht nicht ihre letzte Tiefe, aber doch so viel, daß er dem Kranken ein echter Weggefährte sein kann. Aber wer wagt das schon, und wer hat die Kraft, sich darauf einzulassen? Mein Mann hat versucht, mich durch meine Krankheit hindurch zu begleiten, und er tut es jetzt auch weiterhin; ich hätte sonst gar nicht den Mut zum Schreiben, weil ich einen erneuten Rückschlag fürchten müßte, wenn ich mich der Erinnerung ausliefere.

Die Kehrseite der Depression – intensiveres Leben?

Meine Einsicht sagt mir, daß ich mit weiteren Zeiten der Krankheit rechnen muß, auch wenn ich mich mit allen Fasern meines Herzens davor fürchte. Ich weiß, daß ich gleichsam mit Unterbrechungen leben muß – denn während einer Depression gibt es kein Leben. Ich weiß, daß mir also die Zeit zum Leben verkürzt ist und daß ich sie darum um so besser nutzen muß. Aber manchmal meine ich auch, daß dieses unterbrochene Leben zugleich auch ein intensiveres Leben ist. Manchmal meine ich, daß ich meine Tage nicht nur tiefer auskosten muß, weil sie besonders gezählt sind, sondern daß ich es auch kann. Daß sie manchmal wirklich reicher sind. Daß die Blumen für mich bunter blühen, die Vögel lieblicher singen und das Meer tiefer rauscht. Objektiv messen kann ich das natürlich nicht, vielleicht ist es auch nur ein Trost, den ich mir einrede. Aber im Grunde glaube ich, daß die Anlage zur Depression die Kehrseite ist von einer Anlage zu intensivem Leben überhaupt. Man kann eben nicht nur alles Schöne und Warme und Gute dicht an sich heranlassen, und vom Dunklen und Kalten und Bösen weiten Abstand bewahren. Entweder kommt beides an einen Menschen heran oder keines von beidem. Manchmal denke ich gar, daß uns diese Anlage mit in die Wiege gegeben ist, wer weiß warum. Und daß jeder mit seiner Anlage leben muß, daß niemand die Wahl hat, sich zu ändern, sondern annehmen muß, was für ihn ausgesucht wurde. Ich selber, ich möchte zumindest jeden Tag neu anzunehmen versuchen.

Fünf Monate nach der Diagnose „Depression"

Inzwischen ist mit dem Niederschreiben all unserer Erfahrungen einige Zeit vergangen, und ich habe weiteren Abstand zu meiner Krankheit gefunden. Es ist fünf Monate her, seit die Diagnose „Depression" gefällt wurde. Ich brauche nun seit etwa acht Wochen überhaupt keine Medikamente mehr, wenn man von insgesamt drei oder vier Tabletten Valium absieht, die nötig waren, um einen besonders tiefen Schlaf zu erreichen – im Augenblick meine einzige Waffe gegen Kopfschmerzen, die mich immer wieder heimsuchen jetzt in der ersten Hälfte der Schwangerschaft. Es hat tatsächlich überhaupt keine Rückfälle mehr gegeben seit zwei Monaten. Ich war den Schwierigkeiten, die es natürlich weiterhin gab, gewachsen. Auch den Beschwerden der Schwangerschaft – die übrigens nachgelassen haben – stehe ich einigermaßen ruhig gegenüber. Ich kann sie annehmen und in Beziehung bringen zu dem Kind, das ich erwarte und auf das wir uns beide schon freuen.
Im Grunde ist die Depression jetzt für mich selber weit weg. Am liebsten möchte ich sie vergessen, und deshalb habe ich mich innerlich wohl auch zunehmend gesträubt, überhaupt noch weiter über unsere Erfahrungen mit meiner Krankheit nachzudenken. Gleichzeitig weiß ich freilich, daß es keinen Sinn hat, zu vergessen oder womöglich zu verdrängen. Ich bin letztlich davon überzeugt, daß es besser ist, so bewußt wie möglich mit meiner schwermütigen Veranlagung zu leben. Wenn wir von vornherein damit rechnen, daß ich immer wieder erkranken könnte, dann verliert vielleicht diese Krankheit den Charakter des Unheimlichen und Unwägbaren und wird zu einem kalkulierbaren Risiko – zumindest in dem Rahmen, in dem Krankheit überhaupt kalkulierbar ist. Ich spüre in mir den Wunsch, die gesunde Zeit jetzt so normal wie möglich leben zu können und mich selber nicht stets in Ausnahmesituationen zu sehen.
Natürlich kann ich den dumpfen Schmerz nicht ganz vergessen, und ich habe Angst davor, ihn wieder einmal aushalten zu müssen. Aber diese Angst hat Ähnlichkeit mit Angst vor anderen Krankheiten, die auch mit belastenden Schmerzen verbunden sind. Die Vorstellung, ernstlich krank zu werden, jagt doch wohl jedem Menschen Furcht ein. Aber all das steht mir nicht ständig vor Augen. Es gibt Tage, an

denen ich kein einziges Mal daran denke, und diese Tage nehmen noch zu. Ich brauche das Gefühl, etwas Schweres nun wirklich hinter mir zu haben und mich ausstrecken zu dürfen nach einer besseren Zukunft.

Bericht des Ehepartners

Es fällt mir schwer, mich in die Zeit zurückzuversetzen, in der meine Frau so schwer an der Depression zu leiden hatte – eher möchte ich sagen, in der wir beide an der Depression gelitten haben. Ich versuche, meine innere Abwehr zu überwinden und mir jene Szenen, jene Atmosphäre noch einmal vor Augen zu rufen.

Da sehe ich mich herumlaufen wie jemanden, der auf Zehenspitzen gehen und zugleich bleierne Gewichte mit sich schleppen muß. Bangigkeit war oft das vorherrschende Gefühl. Besonders die Morgen waren schrecklich; der Tag wollte nicht in Gang kommen. Das Leben ringsum nahm seinen Lauf, meine Frau kämpfte traurig und verzweifelt zugleich darum, aus der Tiefe aufzutauchen und die Oberfläche des Flusses zu erreichen, in den doch hundert Strudel sie wieder hinabreißen wollten. Ich selbst taumelte irgendwie dazwischen – ich wollte meine Frau verteidigen, hüten, unterstützen. Verteidigen gegen den unbefangenen Lärm unserer kleinen Tochter, gegen das Unverständnis von Gästen, die beim Frühstück nach ihrem Befinden fragten, gegen die selbstverständlichen Erwartungen der Anrufer, die sie am Telefon sprechen wollten. Verteidigen auch gegen meine eigene Ungeduld. Ich wollte sie hüten davor, daß sie meine eigene Müdigkeit und Erschöpfung allzu deutlich bemerkte – freilich, gerade das gelang mir oft nicht, und oft gab ich den Versuch auf und ließ auch meinen Tränen freien Lauf. Ich brauchte das einfach, um meinen inneren Druck loszuwerden. In solchen Augenblicken konnte sie fast immer noch ein letztes Reservoir an Kräften mobil machen und mich ermutigen. Doch insgesamt gesehen vergrößerte meine Erschöpfung ihre Last. Und ich wollte meine Frau unterstützen, ich wollte keine Chance verpassen, um Ansätze von Munterkeit und

Unternehmungslust bei ihr zu fördern. Ich wollte sie nicht dadurch wieder trauriger stimmen, daß ich sie zu etwas drängte oder etwas vorschlug, was ihr in diesem Moment nicht möglich war, aber zugleich wollte ich auch helfen, daß sie keine Sekunde länger, als wirklich unvermeidlich, das zermürbende Erleben von Untauglichkeit zu erdulden hatte. Bei all dem geriet ich immer wieder innerlich in starke Spannung, wie jemand, der gleichzeitig mehr überwachen, ordnen und entscheiden will, als er eigentlich vermag. Diese Spannung löste sich stets sofort, wenn ich an meiner Frau eine Besserung der Stimmung registrieren konnte. Im Lauf der Zeit entwickelte ich dafür ein ziemlich gutes Gespür und konnte meist mit einem Blick schon ihr Stimmungsbarometer samt Tendenz ablesen.

Noch nicht ganz am Ende meiner Kräfte

Ich war in einem gewissen Sinne der Depression meiner Frau ausgeliefert. Meine Bemühungen, Übersicht und Energie zu behalten, um das zu tun, was ich eben angedeutet habe, hätte ich nicht unbegrenzt fortsetzen können. Als die Symptome der Depression sichtlich nachließen, war ich noch nicht ganz am Ende meiner Kräfte, aber ich mußte schon wahrnehmen, daß ein solches Ende tatsächlich möglich sein könnte. Das war eine Erfahrung, die ich in solcher Härte zum ersten Mal im Leben durchmachte. Ich glaube, das hat mich bescheidener gemacht.
Meine Frau hat das so erlebt, als habe sie mich mit ihrer Depression angesteckt. Ich habe das Gefühl, gerade wenn ich lese, wie sie selbst ihren Zustand beschreibt, daß da doch noch ein wesentlicher Unterschied bleibt zwischen ihrer Schwermut in dieser Zeit und der inneren Müdigkeit, die ihr Leiden bei mir auslöste. Ihre Schilderungen wirken an manchen Stellen selbst auf mich, der alles so nah miterlebte, fremd und erschreckend. Ich war damals nur „einfach" müde und innerlich matt. Das freilich zeitweise in einem Ausmaß, das mich jetzt auch erschreckt. Wir haben damals keine Gedanken verdrängt, auch nicht den Gedanken, was meine Frau noch am Freitod hindere. Es standen Gott sei Dank noch genügend Hindernisse im Wege. Doch ich durchlebte Stunden, in denen ich selbst von dem Gefühl übermannt wurde: Schade, daß wir nicht beide gemeinsam auf diese Weise fliehen können, fliehen dürfen . . .

Ein Gott, mit dem wir ringen dürfen

Das zuzugeben fordert mich heraus, daran zu denken, was mir mein Glaube in dieser Zeit bedeutet habe. Eine unmittelbare Erleichterung brachte er mir nicht. Ich sah, wie der Mensch an meiner Seite, den ich über alles liebe, furchtbar gequält wurde. Meine Gebete wurden sehr emotionell – je länger je heftiger von einem Unterton der Anklage, des Vorwurfs, der Forderung, daß Gott sich rechtfertigen müsse, getragen. Ich weiß nicht, ob es Zufall war, daß es meiner Frau einige Male am nächsten Morgen auffallend besser ging, wenn ich am Abend vorher ganz besonders grimmig gebetet hatte. So hat der Glaube mir irgendwie doch geholfen, mein Glaube und das Vorbild vieler in der uralten jüdisch-christlichen Tradition: daß unser Gott ein Gott sei, mit dem wir ringen dürfen, der sich anklagen lasse, ohne Rache anzudrohen, der größer sei als unser Herz. Mit Gott hadern mag wohl Lebensgeister noch dort wachhalten, wo eine dumpfe Schicksalsergebenheit nichts mehr als stumme Resignation hervorgebracht hätte. Freilich, Gott seinerseits bleibt stumm, und es ist mir selbst überlassen, ob ich irgendein Schriftwort, irgendein Geschehen – oft so widersprüchliches Geschehen – als eine versteckte Antwort von ihm deuten kann oder deuten will.

Kann ich weiter aushalten neben meiner Frau?

Wir haben keinen Gedanken verdrängt, nein, auch den nicht, ob ich es denn weiter aushalten könne neben meiner Frau, zum einen jetzt während der Depression, zum anderen aber auch später mit der Last solcher Erfahrung und der Bedrohung weiterer depressiver Phasen. Es überraschte mich selbst, was mir bei solchen Gesprächen deutlich bewußt wurde: Ich verspüre wirklich keine Versuchung zu einer Flucht fort von meiner Frau. Wohl fiel es mir manchmal sehr schwer, möglichst konsequent mitzuarbeiten, möglichst alle Chancen zu nutzen, um der Heilung näherzukommen. Das hieß, meinen Arbeitsrhythmus häufig stören zu lassen, das hieß, aufmerksam zuhören zu jeder Tages- und Nachtzeit, das hieß, meiner Frau Mut machen und sie zu kleinen Unternehmungen animieren, auch wenn mir selbst keineswegs der Sinn danach stand. Doch dann sprach aus der Gegenstimme Müdigkeit, Skepsis, aber nicht eine Versuchung zur Flucht vor meiner Frau.

Unsere Liebe ist wirklich stark. Aber es ist wohl nicht nur Liebe – ich möchte die Zusammenhänge möglichst nüchtern betrachten. Es scheint mir auch eine Art Gesetz zu sein: Wenn einmal einer für das Wohl des anderen besonders viel Anstrengung, Energie, Mühe aufgewendet hat, wenn einmal Menschen miteinander Not und Angst durchstehen mußten, dann bindet gerade dieses Geschehen fester zusammen. Ein Schuß Ehrgeiz fehlt zudem auch nicht. Meine Frau zeigte mir nach jeder gelungenen Bemühung ganz deutlich ihre Dankbarkeit, und so fühlte ich in mir selbst in der schlimmsten Zeit einen Funken Stolz: Wir haben Erfolg, viel daran hängt an mir, ich muß es doch weiter schaffen. Dieser Stolz lebt auch heute weiter in mir. Zu „Friedenszeiten" bestätigen wir einander auch schon mal schmunzelnd, eintönig sei unsere Ehe jedenfalls ganz gewiß nicht. Nein, unsere Ehe hat etwas Abenteuerliches an sich, sie stößt uns in Erfahrungen hinein, die schrecklich und faszinierend in einem sind. Genauso wie meine Frau würde ich solche Erfahrungen niemals freiwillig suchen. Nachdem ich sie aber durchgestanden habe, genieße ich auch das Gefühl, eine Lebensintensität zu kennen, die den meisten wohl fremd bleibt.

Die Rolle des Glaubens in der Depression

Für jemanden, der wie wir im Beruf mit Verkündigung zu tun hat, stellt sich von selbst die Frage: Welche Rolle hat der Glaube in der Krankheit gespielt, wie habe ich Verkündigung während der Depression erlebt? Vielleicht auch: Wie könnte die Verkündigung eingehen auf die depressive Stimmungslage mancher Gläubigen, die sich Sonntag für Sonntag zum Gottesdienst einfinden? Und schließlich: Hat die Krankheit einen bleibenden Einfluß auf meine Frömmigkeit gehabt?

Weniger mein Glaube als die Fürbitte anderer

Zuallererst: In den allerschwersten Stunden hat der Glaube überhaupt keine Rolle mehr gespielt. Mein Verstand und mein Wille mochten ihn wohl weiterhin bejahen, aber für mein Herz war er unerreichbar. Er war kein Trost, keine Antwort auf verzweifelnd quälende Fragen, keine Hilfe, wenn ich nicht weiterwußte. Ja, im Gegenteil: Nicht der Glaube trug mich, sondern ich mußte auch noch den Glauben tragen. Doch, *eine* Hilfe war er: In seltenen, aber dann wirklich trostreichen Stunden hat es mir viel bedeutet, daß andere für die Kranken, für mich beteten. Ich habe meinen Mann manchmal darum gebeten, die gleichsam anonym zu Gott geschickten Wünsche („. . . und unsern kranken Nachbarn auch") auf mich zu lenken. Das hat mich dann wirklich beruhigt und mir ein wenig besseren Schlaf beschert, als sich sonst hätte erwarten lassen. Es war also weniger mein Glaube als der Glaube anderer, die Fürbitte anderer, die eine Rolle gespielt haben auf dem Weg zur Genesung.

All die Worte von kindlicher Zuversicht

Mit der Verkündigung war es ähnlich. In den dunkelsten Stunden hat sie mich nicht mehr erreicht. Zunächst einmal rein akustisch nicht, denn ich war nicht imstande, mich sonntags inmitten sovieler anderer in die Kirche zu setzen. Ich hätte die Stunde gar nicht ausgehalten; wie alle ernstlich Kranken blieb ich daheim. Und stellte ich je einmal das Radio an, um eine Rundfunkpredigt zu hören, so dauerte es selten länger als fünf Minuten, bis ich den Pfarrer wieder zum Schweigen brachte. Das freilich lag nicht nur daran, daß mir das Zuhören selbst so schwer war. Es lag überwiegend daran, daß mir das Gesagte so leichthin geredet erschien, so belanglos, so ohne Wissen um den Ernst des Lebens. Dieser Eindruck blieb auch bestehen, als es mir schon besser ging und ich leicht wieder einer Predigt hätte zuhören können. Die Oberflächlichkeit des Gesagten stieß mich ab. Mag sein, daß der Prediger wirklich glaubte, was er sagte, aber für mich war das meiste Leerformel, nicht gedeckt vom Leben, all die Worte kindlicher Zuversicht und gläubiger Heiterkeit. Ich fühlte mich ausgeschlossen aus dem Kreis der Angesprochenen. Ich hatte das Gefühl, all das sei nur gesagt für einen Kreis von Gesunden und Ausgeschlafenen, die nichts wissen von den Abgründen der Schwermut. Manchmal hat mich das sogar mit Bitterkeit erfüllt. Ich dachte an das Wort: „Wer hat, dem wird gegeben, wer aber nicht hat, dem wird auch noch das genommen, was er hat." Ich meine: Wer in seinem Glauben ohnehin schon ruhig und unangefochten war, der durfte sich an einer solchen Rede weiter auferbauen, aber für die Verzweifelten und Zerschlagenen blieb nichts übrig.

Meine eigene Erwartung an Verkündigung hat sich dadurch im Laufe der Zeit sehr herabgeschraubt. Ich fühle mich überreich beschenkt, wenn einmal ein Wort gesagt wird, das in das Dunkel der Krankheit hinabreicht, aber ich warte nicht mehr darauf; ich gehe eher von der Vermutung aus, daß es wieder einmal nicht so sein wird. Vielleicht ist das so etwas wie ein Chitinpanzer, der gegen die immer neuen Enttäuschungen – Enttäuschungen, die gerade in der Krankheit so schwer erträglich sind – wappnen soll. Abbauen kann ich ihn wohl erst dann, wenn ich auf längere Zeit keine neue Phase der Schwermut mehr zu erwarten brauchte, und daran ist in nächster Zeit nicht zu denken.

Verkündigung müßte auch mit der Schwermut der Hörer rechnen

Wie könnte denn nun die Verkündigung auf das depressive Lebensgefühl mancher Gläubigen eingehen? Ich glaube, daß es schwierig und leicht zugleich wäre. Zunächst wäre wohl unabdingbar, daß der Prediger nicht nur in seinem Kopf weiß, sondern auch in seinem Herzen, daß unter seinen Zuhörern Schwermütige sind, jeden Sonntag. Daß sie nicht die Weißen Raben, nicht jene verschwindende Minderheit sind, auf die man einfach keine Rücksicht nehmen kann. Der Prediger müßte ein Gespür dafür bekommen, wie seine Worte auf Menschen in unterschiedlichsten Lebenslagen wirken. Ein solches Gespür entwickelt sich wohl am leichtesten, wenn zu dem Kreis Menschen, mit denen man ständig umgeht, nicht nur Heitere und Ausgeglichene gehören, sondern eben auch Glieder jener Randgruppen. Ich denke zwar, daß jeder Pfarrer immer wieder mit solchen Menschen zu tun hat, aber meist nur in seiner Rolle als Pfarrer, als amtlich bestellter Helfer, nicht aber als Freund, als einer, der dieses schwierige Leben aus unmittelbarer Nähe miterlebt. Das hieße zu gestatten, daß aus jenen Abgründen ein Schatten auf das eigene Leben fallen darf, daß man sein eigenes Leben unlösbar verkettet sieht mit denen, die „drunten sterben“ müssen (wie es in einem Gedicht von Hugo von Hofmannsthal heißt).

Verkündigung müßte mit der Schwermut der Hörer rechnen. Sie dürfte also nie nur gläubige Zuversicht ausstrahlen, sondern stets auch die andere Seite ansprechen, die dunkle und mühselige. Vielleicht, daß mancher Predigt dadurch der „große Wurf“ genommen würde – aber das Leben erlaubt eben höchst selten solche Würfe. Gerade besonders markige Sätze haben es manchmal an sich, verletzend zu wirken; ihnen gegenüber wäre also besondere Zurückhaltung angebracht. Im ganzen ist gewiß eine bescheidene und etwas unsichere Sprache angemessener als eine überzeugte und selbstsichere.

Ich selber habe, vom Tiefpunkt der Depression abgesehen, immer wieder gepredigt. Es war mir möglich, wenn auch unter großer physischer und psychischer Müdigkeit, und aus dem Echo, das ich darauf bekam, konnte ich entnehmen, daß ich die Herzen der Menschen erreicht hatte. Vielleicht hatte sich der Kreis derer, die sich unmittelbar angesprochen fühlten, ein wenig verschoben, aber der Kontakt blieb erhalten. Was mir eigentlich fehlte, wußte kaum einer in der Gemeinde, und es schien auch nicht sonderlich zu interessieren. Diejenigen freilich, denen ich es sagte, haben anscheinend darüber nachgedacht und mich auch später noch daraufhin angesprochen.

Hoffnung und Verheißung in den „Leiden dieser Zeit“

Am leichtesten drangen jene Themen der Verkündigung zu mir vor, die von Hoffnung, Trost und Verheißung sprachen, die ausgingen von den „Leiden dieser Zeit“. Da ich gefangen war von meiner Traurigkeit, brauchte ich die Aussicht auf Befreiung. Aber solche Aussicht so zu wecken, daß sie mich wirklich erreichte, war nicht leicht. Sehr schnell klangen die Worte zu naiv, als daß ich sie hätte ernstnehmen können. Und so war es vielleicht weniger eine Frage des Themas als eine Frage nach dem Prediger: Ob er zumindest ein wenig in seinem Herzen wisse, wie tief Menschen leiden können. Wenn ich selber predigen mußte, dann spürte ich freilich deutlich, daß manche Texte sich besonders sperrten und andere sich geradezu anboten. Texte, denen man nur mit innerer Gewißheit und gläubiger Heiterkeit gerecht werden kann, wurden mir fremd; ich hätte etwa nicht über die Brotvermehrung oder die Stillung des Seesturmes predigen können. Bußpredigten oder Gerichtsdrohungen, Weherufe über die Pharisäer hätten mich so erschreckt, daß mir das Wort im Halse stecken geblieben wäre. Vieles von den Paulus-Lesungen wäre mir einfach zu weit weg von meinem Herzen gewesen, als daß ich darüber hätte sprechen können. Aber Krankenheilungen und Totenerweckungen, auch wenn sie in mir die Frage nach dem Wunder heute unüberhörbar erstehen ließen, die Versuchung Jesu, die Klage über die sich verschließende Stadt Jerusalem und schließlich Jesus am Ölberg – das waren Texte, über die ich predigen konnte. Ich glaube schon, daß man meine Schwermut heraushören konnte, wenn man gut darauf achtete, aber das scheint mir nicht so wichtig. Mir fiel nur auf, daß Texte, die menschliches Leid enthielten – wessen Leid auch immer –, sich mir besonders leicht erschlossen. Ich habe manchmal auch entsprechende Stellen aus dem Alten Testament gewählt, auch manche Klagepsalmen. Gerade sie schienen mir besonders deutlich widerzuspiegeln, was in mir vorging, und manchmal dachte ich, man müßte sie häufiger in den Gemeindegottesdienst einbringen, damit sie bekannt werden und im Ernstfall dann auch denen zur Verfügung stehen, die sie zu ihrer Hilfe benötigen.

Mein Glaube hat seinen Glanz verloren

Inzwischen frage ich mich auch, was aus meinem Glauben in und nach der Krankheit geworden ist. Selbstverständlich kann ich nicht in die Zukunft schauen, und ich weiß also nicht, ob mein Glaube irgendwann einmal wieder so werden wird, wie er war. Doch von meiner augenblicklichen Lage her scheint mir eine solche Entwicklung nicht abzusehen. Es ist für mich selber noch schwer faßbar, was eigentlich geschehen ist, aber am ehesten scheint mir noch diese Umschreibung zuzutreffen: Mein Glaube hat seinen Glanz verloren. Er hat das Strahlende und Begeisternde, das Begeisterte eingebüßt. Ich könnte in keinem Augenblick, auch nicht inmitten der größten religiösen Faszination, vergessen, was geschehen ist. Ich kann mir kein religiöses Erlebnis vorstellen, das mich so mitreißen könnte, wie ich früher mitgerissen wurde. Ich weiß es nicht besser zu sagen: Ich fühle mich manchmal wie eine „tumbe Kreatur", wie jemand, der ein wenig stumpf den vorhergezeichneten Weg geht und gar nicht mehr viel fragt und wissen will. Ich fühle mich manchmal fast schon wie „jenseits des Grabens", wie jemand, der schon erfahren hat, was Menschen in ihrem Leben besser nicht erfahren.

Die Depression höhlt die Hoffnungskraft aus

Denn es scheint ja gerade das Tückische jener Krankheit zu sein, daß sie die Hoffnungskraft eines Menschen von innen aushöhlt. Wer an einer Depression erkrankt, den erreicht eben der Trost des Glaubens nicht mehr, anders als bei jeder anderen Krankheit, und gerade diese Unerreichbarkeit macht das Verzweifelnde des Leidens aus. Wer immer sonst krank wird, kann versuchen, seinen Glauben als Wegbegleiter mit in die Krankheit zu nehmen, aber der Schwermütige wird dieses Wegbegleiters von Anfang an beraubt. Manchmal denke ich darum, daß wir für diese Kranken ganz besonders beten müssen, aber vor allem, daß wir uns ihrer ganz besonders annehmen müßten. Weil auch Gott für sie kein Wegbegleiter mehr ist, dürfte man sie eigentlich keinen Augenblick mehr allein lassen, denn menschliche Nähe ist wohl das einzige, was sie noch erreicht. Und gerade sie ist so schwer zu gewähren. Wer von alledem in seinem Leben selber nie etwas erfahren hat, wer nur die Traurigkeit, die Niedergeschlagenheit und die Verzweiflung des Gesunden kennt, wird sich zwar in das Leid des Kranken nicht einfühlen können, aber es wäre schon viel, wenn er in seinem Herzen bereit wäre zuzugeben, wie unerträglich diese Krankheit ist und wie sehr der Kranke auf menschliche Nähe angewiesen ist. Manchmal denke ich, daß mein Glaube noch weiter abgebröckelt wäre, hätte ich diese menschliche Nähe nicht gefunden. Vielleicht war es sogar die leibliche Nähe mehr als jede andere, ein Arm um meine Schultern, eine Hand, die meine umschloß, die mir Trost und vor allem auch jene leibhaftige Wärme schenkte, deren ich so sehr bedurfte.

Keine Sündenangst

Eigenartigerweise habe ich keinerlei Sündenängste ausgestanden; wenigstens davor blieb ich verschont. Ich habe nie geglaubt, durch irgendeine Schuld die Krankheit selbst auf mein Haupt herabgerufen zu haben, sondern sie stets als Schicksalsschlag oder – konkreter – als die Folge unglücklicher Verkettungen am Anfang meines Lebens gesehen. Und ich hatte das Gefühl, während meiner Krankheit gar nicht sündigen zu können, gar nicht jene Freiheit zu haben, die man brauchte, um sich gegen Gott etwa entscheiden zu können. Wenn ich mich fern von Gott fühlte, habe ich darunter gelitten, aber ich dachte nie, diese Gottesferne könnte Sünde sein, oder mein Hader oder meine Verzweiflung. Im Gegenteil, ich hätte mich dagegen empört, wenn mir jemand zugemutet hätte, zusätzlich zu meiner Krankheit noch eine Last der Verantwortung zu tragen, die mir einfach unerträglich erschienen wäre. Ich wäre mir vorgekommen wie ein Lastesel, den sein Herr hoffnungslos überladen hat und der auf der Strecke zusammengebrochen ist – würde man ihm etwa zur Strafe noch eine weitere Bürde aufladen? Ich kam mir vor wie ein von Gott zu vollgepacktes Lasttier – mußte Er dann nicht wenigstens die

Folgen des Zusammenbruchs tragen? Ein Pfarrer, der mir eine Gerichtspredigt hätte halten wollen, hätte vielleicht meine Lebensgeister dadurch geweckt, daß es mir in den Fingern gezuckt hätte, ihm die Augen auszukratzen (auch wenn ich zu keinerlei aggressiver Handlung fähig gewesen wäre . . .), es sei denn ich hätte seine Stimme schon gar nicht ertragen und wäre leise nach draußen gegangen.

Ein paar Psalmverse

Mit der langsam einsetzenden Genesung lernte ich auch langsam wieder beten. In der Tiefe der Krankheit konnte ich es gar nicht mehr. Dann kamen wieder erste Sätze und bald auch die Psalmen. Sie haben mir auf dem Weg zur Gesundung viel geholfen. Daß ich ein paar von ihnen auswendig konte, eben meine Lieblingspsalmen, war ein großer Vorteil: Unabhängig vom Buch konnte ich selbst zu Nachtstunden auf sie zurückgreifen. Auch wenn es oft keine ganzen Psalmen waren, sondern nur ein paar Verse daraus, so reichten die Worte oft schon aus, um Gebet entstehen zu lassen. Für mich selber konnte ich gar nicht beten; ich habe manchmal meinen Mann gebeten, es für mich zu tun. Eher schon konnte ich für andere beten, deren Leid mich erreichte. Das geschah dann meist in der Form, daß ich Gott und meinem Mann zugleich erzählte, was ich an Traurigem von anderen gehört hatte, und am Schluß kamen dann ein, zwei Sätze der Fürbitte.

So sieht mein Gebet auch heute noch oft aus. Mit dem Beten ist es überhaupt so wie mit dem Glauben allgemein: Es hat seinen Glanz verloren. Ich versuche es zu tun, vor allem mit Treue und Geduld, aber stets muß ich dabei eine gewisse innere Distanz überwinden. Vielleicht kann ich es Gott einfach nicht so schnell verzeihen, daß Er mich – entgegen all seinen Verheißungen – einmal im Stich gelassen hat.

Häusliche Partnertherapie

Entlastung, Ablenkung

Welche Schritte haben wir im einzelnen unternommen, um gegen meine Krankheit anzugehen? In der ersten Phase des Wartens auf die Wirkung der Medikamente haben Entlastung und Ablenkung die größte Rolle gespielt. Es mußten erst einmal äußere Vorkehrungen getroffen werden: Krankschreibung, ein Termin in der Psychiatrischen Klinik wegen der Medikamente, ein Aufenthaltsort für unsere Tochter. Ich selber konnte mich daran überhaupt nicht beteiligen, ja, ich wollte oft nicht einmal gefragt werden, ob man es so oder so machen solle; ich konnte mich ohnehin zu nichts entscheiden. Gleichzeitig versuchte mein Mann, die innere Starre meiner Krankheit dadurch zu lösen, daß er mich zu kleinen Schritten nach außen lockte. Wenn ich nur schwache Wünsche und Impulse andeutete, nahm er sie auf und verstärkte sie und half mir, sie so gut wie möglich zu verwirklichen. Nicht weil ich selber es so gewollt hätte, sondern weil ich meinem Mann eine Freude machen wollte, ging ich dann mit ihm spazieren, wenn er mich eingeladen hatte, und ließ mich zu einem Cafébesuch überreden. Hatte ich es dann aber geschafft, war ich doch stolz darauf und wollte gelobt sein. Überhaupt, wie sehr habe ich nach jedem lobenden Wort von ihm verlangt! Für die kleinste Kleinigkeit, die ich aus eigenem Antrieb fertiggebracht hatte, wollte ich eine Anerkennung hören; ich wollte, daß er es bemerkte, wie sehr ich mich bemühte, und daß er es mir auch sagte.

Gespräche

Erst nachdem die Medikamentenwirkung einsetzte, war ich imstande, über mich zu sprechen; dann aber überkam mich ein Wunsch zu reden in kaum geahntem Ausmaß. Ich lebte im ständigen Auf und Ab der Stimmungen. Wenn ich spürte, daß mich die Niedergeschlagenheit übermannte, bat ich meinen Mann um ein Gespräch. Wie auch sonst bei unserer seelsorglichen Arbeit, führten wir diese Gespräche nach der klientenzentrierten Methode (weitgehend angelehnt an H. Clinebell*, allerdings mit ein paar persönlichen Varian-

*Vgl. u.a. Howard J. Clinebell, Modelle beratender Seelsorge, München/Mainz 1971.

ten, wie sie nur in der Situation ehelicher Verbindung möglich sind). Oft ahnte ich bereits vor dem Gespräch dumpf, was mich bedrängte und was ich aussprechen wollte; manchmal gaben auch Träume das Thema an. Manchmal, wenn ich es nicht gleich selber herausfinden konnte, half mir mein Mann mit ein paar tastenden Fragen. Ein langes Suchen war niemals nötig, zumal sich bald einige Hauptthemen herauskristallisierten, in deren Umkreis sich die meisten Schwierigkeiten angesiedelt hatten. Die Initiative zu diesen Gesprächen ging meist von mir aus, nur manchmal mußte mein Mann mich dazu ein wenig überreden, nämlich in Stunden, da er spürte, wie sehr mich wieder etwas belastete, ich selber aber schon zu erschöpft war, um noch einen Wunsch zu haben.

Diese Gespräche dauerten unterschiedlich lang. Wir beendeten sie erst dann, wenn der Druck sich löste, meist dadurch, daß ich zu weinen begann und unter Tränen irgendeine für mich harte Einsicht formulierte, einem bitteren Gefühl freien Lauf ließ. Manchmal gelang das nicht gleich im ersten Anlauf, manchmal mußten wir ein Gespräch zum zweiten und dritten Mal beginnen, bevor diese „Lösung" erreicht wurde. Wir begannen das Gespräch möglichst sofort, wenn der Druck sich meldete, oft abends, nach Träumen auch nachts. Wenn das nicht möglich war, etwa weil mein Mann irgendeinen Termin hatte, dann sprachen wir miteinander zumindest so weit, bis das eigentliche Problem in Sicht kam (das dauerte kaum länger als zehn Minuten) und trafen dann eine Vereinbarung für den nächstgünstigen Zeitpunkt. Bis dahin konnte ich dann an nichts anderes denken und war ganz davon blockiert; darum schoben wir das Gespräch nie länger als einen halben Tag auf. Allerdings kamen mir in den Zwischenstunden des Alleinseins manchmal schon weitere Einsichten, so daß das Gespräch dann besonders rasch in Gang kam.

Fast immer haben wir eine intime Atmosphäre für diese Gespräche gesucht. Wir saßen nebeneinander, aneinandergeschmiegt; je belastender der Inhalt wurde, desto mehr Nähe wünschte ich mir. Manchmal brauchte ich kurze Pausen, die wir mit Zärtlichkeiten füllten, damit ich überhaupt weitersprechen konnte.

Auch wenn ich Bilder malte oder sonst etwas gestaltete, kam es mir vor allem auf das sich anschließende Gespräch an. Ich wollte über mich reden, und die Aufmerksamkeit, die ich bekam, war in sich schon heilend. Im Sprechen gelang es mir allmählich, Übersicht zu gewinnen in den verworrenen Kammern meiner Seele. Nur einmal wollte alles Reden nicht mehr helfen, und da machte mein Mann den Vorschlag, meine zornigen Gefühle auszuagieren. Ich erfuhr mich als unfähig, auch nur eine Tasse an die Wand zu werfen, brachte es dann aber fertig, wenigstens ein Sofakissen zu nehmen. Erst langsam, dann zunehmend heftiger, warf ich damit um mich, bis ich ganz erschöpft war. Dann äußerte ich den Wunsch nach einem Wurfspiel mit Pfeilen: Wir sollten doch so etwas für alle Fälle bereit haben. Zwar spürte ich auch da eine starke Hemmung, es etwa selbst zu kaufen, würde aber im gegebenen Falle darauf zurückgreifen, wenn wir eines im Hause hätten. Dieser Wunsch wurde bald wieder schwächer, doch vermute ich, daß er in einer ähnlichen Situation wieder aufleben würde.

Gemeinsames Anknüpfen an gelungene Lebensabschnitte

Ich war seit etwa drei Wochen krankgeschrieben, als wir mit Wissen und Unterstützung der Ärztin nach Holland fuhren. Das Unternehmen selbst tat schon gut. Wichtiger aber war etwas anderes: In meiner Krankheit sah ich meine Vergangenheit als eine Kette unglücklicher und unheilbringender Ereignisse, nun aber erlebte ich, daß die Wüste meiner Vergangenheit durchaus auch Oasen enthielt. Dort konnte ich ausrasten, nicht, um dort zu verharren, sondern um mich zu erholen und Hoffnung zu suchen für die Zukunft. Wenn es mir etwa in der Vergangenheit gelungen war, irgendwo zu Hause zu sein, warum sollte es mir dann in Zukunft nicht vielleicht wieder gelingen? Es tat mir gut, mich durch den Aufenthalt an vertrauten Orten all den Assoziationen des Glücks, vielleicht noch mehr denen der Überwindung von Leid auszusetzen. Vielleicht ging es wirklich vor allem darum, dem Eindruck zu wehren, daß in meinem Leben auch früher schon alles schief gelaufen sei und daß das auch so bleiben werde, und die Erinnerung daran zu wecken, daß ich mein Leben bisher gemeistert hatte – oft genug unter großen Schwierigkeiten – und daß ich das dann wohl auch in Zukunft schaffen würde.

Gemeinsame Wiederbelebung des Alltags

Nach Hause zurückgekehrt, haben wir darüber hinaus versucht, ein bißchen Glanz und so viel Gemütlichkeit wie möglich in unsere Wohnung zu bringen, füreinander möglichst viel Zeit auch in guten Stunden zu haben. So gut es ging, sind wir eingegangen auf alle Wün-

sche, die ich äußerte im Hinblick auf Essen und Trinken und Freizeitgestaltung. Ich konnte es selbst genießen, wieder Wünsche zu haben und erfuhr gerade das als Zeichen beginnender Genesung. Es war sicher nichts Ungewöhnliches unter dem, was ich mir ersehnte, und trotzdem fühlte ich mich manchmal wie vor einem Tischlein-deck-dich. Auch daß ich mich wieder an etwas freuen konnte, war für mich ein ermutigendes Zeichen.
Allmählich wurden die Gespräche seltener, die Belastung durch Haushalt und Beruf wieder stärker. Es gab für uns keine starre Grenze zwischen „krankgeschrieben" und „gesund"; ich hatte die Möglichkeit, stets so viel zu tun, wie ich mir zutraute. Alles, was mit Organisation zusammenhing, habe ich so weit wie möglich von mir geschoben, inhaltliche Aufgaben gelangen weit leichter. Ein Erfolgserlebnis besonderer Art war es, als ich unsere Tochter wieder selbständig betreuen konnte. Nach etwa sechs Wochen wurde ich auf eigenen Wunsch nicht weiter krankgeschrieben, allerdings mit der Aussicht, daß ich es wieder werden könnte, wenn ich mich doch noch überfordert fühlen sollte.
Diesen Wunsch habe ich nicht mehr gehabt. Wohl brauchte ich noch eine Weile der Rücksichtnahme. Durch die Medikamente fühlte ich mich auch rein körperlich gebremst. Insgesamt hatte ich den Eindruck, langsam von einer schweren Krankheit zu genesen (nicht anders als von einer körperlichen) und ein gut dosiertes Maß von Ruhe und Anspannung nötig zu haben. Daß ich noch weiterhin Tabletten brauchte, machte mich zunehmend ungeduldig, und ich selbst und andere mußten mir gut zureden, die Einnahme nicht zu früh zu drosseln oder gar zu beenden. Rückfälle bedeuteten für mich stets auch deshalb eine Belastung, weil sie mein hoffnungsvolles Bild von meiner Genesung ins Wanken brachten. Darum war es auch so schlimm, daß ich beim Urlaub an der Nordsee keineswegs auflebte, wie ich mir das erträumt hatte. Mein Mann mußte mir oft gut zureden, die Flinte nicht ins Korn zu werfen, obwohl er manchmal selbst davon nicht allzu weit entfernt war. Im Nachhinein sehe ich diese Rückfälle freilich so, daß in ihnen noch krankmachende Reste ans Tageslicht drängten, die eben noch bearbeitet werden mußten. Wären sie damals nicht aufgetaucht, würde ich sie wohl immer noch als Keime in mir tragen.
Seit den Ferien brauche ich keinerlei Therapie mehr. Ich träume zwar noch manchmal heftig, aber das überwältigt mich nicht mehr, und ich habe den Eindruck, mit Schwierigkeiten selber recht und

schlecht fertigzuwerden. Seit einiger Zeit haben wir eine tüchtige Hilfe im Haushalt. Durch Beschwerden der Frühschwangerschaft bin ich in meiner Berufstätigkeit etwas gebremst, doch bleibt noch genug möglich, so daß ich mich in meinem Selbstwertgefühl nicht allzu sehr beeinträchtigt sehe. Die Vorfreude auf das Kind läßt ohnehin manches leichter fallen.

Vorteile der häuslichen Partnertherapie

Natürlich haben wir uns manchmal gefragt, warum wir gerade diese häusliche Partnertherapie jeder anderen, vor allem etwa einem Klinikaufenthalt, vorgezogen haben. Für mich selber hat zuallererst eine Rolle gespielt, daß ich nicht fort wollte aus meiner vertrauten Umgebung, nicht getrennt sein wollte von dem einzigen Menschen, dem ich mich in meiner Krankheit noch verbunden fühlte. Da Heimatlosigkeit ohnehin eines meiner zentralen Themen gewesen ist, hätte die Entwurzelung durch einen Klinikaufenthalt wohl alles noch viel schlimmer gemacht. Ich hätte höchstens zugestimmt, daß ich solange im Krankenhaus bleibe, bis klar ist, welche Medikamente bei mir anschlagen und wie sie dosiert werden müssen. Aber die eigentliche Therapie wollte ich nur zu Hause. Die beiden Ärzte, mit denen ich zu tun hatte, haben dies auch stets unterstützt.

Unmittelbar lindernd war der Umstand, daß mein Mann stets sofort reagieren konnte, wenn ich Hilfe brauchte. Er war jederzeit und so oft wie nötig für mich erreichbar – in einem Ausmaß, in dem es ein Arzt für seine Patienten nicht sein kann. So wurde ich stets so rasch wie möglich aus meiner qualvollen Lage befreit, und aus dieser Erfahrung heraus wuchs allmählich die Zuversicht, daß Heilung möglich ist – eine Zuversicht, die die Hoffnungslosigkeit der Depression ablöste. Ich brauchte das Erlebnis akuter Erleichterung, um daran glauben zu können, daß es Erleichterung, ja, Genesung überhaupt geben würde. Sonst wäre ich wohl noch viel länger und tiefer in meiner Starrheit verharrt. Rasche Hilfe wurde auch dadurch erleichtert, daß wir auf einen gemeinsamen Erfahrungsschatz und ein gemeinsames Wissen um lebensgeschichtliche Hintergründe zurückgreifen konnten. Wir haben die Zeit, seit der wir uns kennen, sehr intensiv miteinander gelebt und vieles miteinander durchgestanden. Wir haben auch in guten Tagen oft über uns selbst miteinander gesprochen und uns so gegenseitig kennengelernt. Wir haben viel von früher erzählt, nicht nur Geschichten, sondern auch und vor allem, was uns an den Erlebnissen von damals heute noch berührt. Und so konnte ich auf manches zurückgreifen, wovon ich früher schon einmal geredet hatte, und mein Mann erinnerte sich auch von selbst an einiges, brachte es ins Spiel, wenn er meinte, es könne jetzt eine Rolle spielen. Dadurch kam wohl mancher schwierige Prozeß rascher in Gang.

Wichtiger aber waren wohl die beiden folgenden Punkte: die persönliche Anteilnahme und die Erfahrung des Angenommenseins. Ich mußte oft Dinge aussprechen, die mir unendlich schwer fielen zu sagen, auch deren ich mich schämte. Ich glaube, ich hätte sie nicht einfach einem fremden Menschen anvertrauen können. Ich hätte sie zumindest längere Zeit verschwiegen, bis ich den Mut gefunden hätte, und das hätte natürlich alles in die Länge gezogen. Zwischen uns beiden aber war es so, daß ich niemals etwas zurückgehalten habe, was zu sagen mir notwendig erschien, und wenn ich es auch zunächst nur einmal andeutete mit den Worten: „Ich müßte noch etwas sagen, aber ich traue mich nicht!" Um diesen Schritt zu vollziehen, brauchte ich eine Atmosphäre ganzheitlicher Geborgenheit und Anteilnahme bis hin zur Zärtlichkeit. Ich brauchte Hände, die mich streichelten, und Lippen, die meine Tränen wegküßten. Ich brauchte die leibliche Nähe, den Arm um meine Schultern. Hin und wieder haben wir uns auch nachher umarmt; daß ich das überhaupt noch konnte, war auch eine Quelle der Zuversicht. Ich konnte zwar keine Initiative mehr ergreifen, aber ich konnte noch antworten, und das war schon viel.

Und dann erfuhr ich, daß ich angenommen war durch den, von dem ich diese Erfahrung unbedingt brauchte. Ich weiß, jeder gute Therapeut gibt seinem Patienten das Gefühl, angenommen zu sein, aber selbst wenn das warm und herzlich gelingt, bleibt es ein beruflich-unpersönliches Geschehen. Aber angenommen sein durch den, mit dem ich ein Leben lang zusammenleben will – das war die entscheidende Hilfe auf dem Weg dahin, mich selber anzunehmen. Daß mein Mann mich liebte, war nötig dafür, daß ich mich selber lieben konnte. Ich möchte versuchen, im Nachhinein Heilung für mich so zu umschreiben, daß sie vor allem Trauerarbeit war. Mein Weinen war ein Zeichen dafür, daß ich der schmerzlichen Wirklichkeit ins Auge gesehen hatte. Ich sehe meine Krankheit als den hoffnungslosen Versuch, mit Leichen zu leben, statt zuzugeben, daß Totes tot ist, und daß die Toten auch zu begraben sind. Ich fühle mich im Nachhinein an die uralte Menschheitsvorstellung erinnert, daß Tote begraben werden müssen, daß sie sonst keine Ruhe finden, aber auch, daß sie den Lebenden als Geister schaden und sie beunruhigen, und daß es darum nichts Wichtigeres gibt, als daß die Toten ihre letzte Stätte finden. Ich denke, daß sich solche Motive nicht zu Unrecht durch die ganze Literatur hinziehen, von den Märchen über die griechischen Tragödien bis hin zur Heiligen Schrift. Für mich bedeutet das: Totes aus der Hand geben, um mich neuem Leben zuzuwenden. Mit der Wirklichkeit leben hieß für mich zuallererst, die Wirklichkeit durch Trauer zu bewältigen. Etwa zu sehen, daß die Erfüllung eines Wunsches für mich berechtigt und lebensnotwendig gewesen wäre, aber dennoch nicht erfolgte und auch nicht mehr erfolgen wird; dies zu sehen und dann mich doch zu entschließen, weiterzuleben. Ich hatte manchmal im Laufe eines Gespräches das Gefühl, ich sei frei (im Sinne von: niemand könne von mir eine bestimmte Entscheidung verlangen), ob ich nun in dieser Wirklichkeit leben wolle oder nicht, ich könne mit Zustimmung oder Verweigerung auf die Wirklichkeit reagieren. Und daß ich mit Zustimmung antwortete, lag sicher vor allem an dem Gefühl, geliebt zu sein. Da saß jemand neben mir, hörte all die schrecklichen Dinge und lief nicht weg, sondern zog mich immer näher an sich heran und flüsterte mir ins Ohr: „Ich liebe dich". Dann dachte ich, wenn ein anderer mich annehmen könne, dann dürfe ich mich nicht weigern, mich selber anzunehmen, und habe meine Zustimmung zum Leben gegeben. Die Ungewißheit, ob mein Mann mich noch lieben würde, wüßte er, welch schreckliche Dinge ich im Verlauf eines therapeutischen Gespräches sagte, wäre für mich schwer zu ertragen gewesen. So aber war ich stets vergewissert, daß er mich nicht – auch innerlich nicht – von sich wies.

Weiter war für mich wichtig, daß mein Partner nun um meine wunden Punkte weiß. Er kennt die kritischen Gebiete und kann vermuten, was mich wohl besonders belastet. Er kann auch jetzt, nachdem die Krankheit abgeklungen ist, darauf ein wenig Rücksicht nehmen im Alltag, und er selber meint, daß das auch nicht allzu schwer für ihn sei. Es fällt mir leicht, ihm kurz anzudeuten, wenn mich irgend etwas auf eine besondere Weise verletzt hat, und die während der Krankheit gemachten Erfahrungen erlauben uns meist, recht rasch für Abhilfe zu sorgen. Meistens sind das gar keine großen Dinge und werden keine schwierigen Reaktionen erfordert; es bleibt auf der Ebene der üblichen Rücksichtnahme, nur eben gezielter und damit wirkungsvoller.

Schließlich erhoffe ich mir noch, daß mein Mann nach den gemachten Erfahrungen in der Lage sein wird, Anzeichen einer neuen Krankheitsphase eher zu beobachten. Ich vermute, daß auch in dieser Krankheit Früherkennung die wichtigste Therapie ist. Ich selber bin nicht imstande, meine eigene Depression als solche zu erkennen, oder zumindest erst dann, wenn ich schon in der Talsohle angekommen bin. Bis dahin erlebe ich nur mein Versagen, meine Erschöpfung, meine Schlaflosigkeit, meine Hoffnungslosigkeit. Aber ich meine dann immer noch, das sei „ich selber" und nicht meine Krankheit. Ich möchte nicht, daß mein Partner mich eines Tages mit der Diagnose konfrontiert: „Ich glaube, du hast wieder eine Depression!", aber ich wünsche mir, daß er mich durch Fragen und Hinweise darauf aufmerksam macht, ob ich wohl selber meine, mein augenblicklicher Zustand könne etwas mit Depression zu tun haben. Ich möchte, daß er mir dann von sich aus anbietet, mit dem Arzt zu sprechen wegen eines Termins oder mich zumindest ermutigt, in der Klinik anzurufen. Ich erhoffe mir, daß ein rechtzeitiger Einsatz von Medikamenten und Therapie den Verlauf mildert. Ich weiß zwar, daß ich damit rechnen muß, wieder einmal zu erkranken, aber in meinem Inneren spüre ich sehr stark den Wunsch, eine Depression wie diese nie mehr zu erleben. Aber selbst wenn diese Hoffnung auf einen milderen Verlauf trüge – die Erinnerung daran, schon einmal gemeinsam dieser Krankheit Halt geboten zu haben, würde mir helfen. Daß mir durch meinen Partner eine kontinuierliche Therapie ermöglicht wird, wie sie kein Arzt, keine Klinik bieten könnte, spielt dafür, denke ich, eine große Rolle.

Häusliche Partnertherapie – Belastung für die Ehe?

Mehr von außen herangetragen als aus unserem eigenen Erleben heraus, haben wir uns immer wieder die Frage gestellt, ob eine solche Partnertherapie nicht die Ehe belaste. In der Tat verschiebt sich das Gleichgewicht, wenn einer zum Patienten des anderen wird. Die bisherigen Rollenverteilungen werden ungültig, neue entstehen, einer wird abhängig vom andern. Sollte man nicht in der Ehe die Situation vermeiden, daß einer zum Starken wird und den anderen fest an die Hand nehmen muß?

Im Laufe der Zeit ist in uns freilich die Überzeugung gewachsen, daß es gar nicht darum geht, ob eine solche Situation eher wünschenswert oder eher zu vermeiden wäre. Es kommt im Leben immer wieder vor, daß ein Partner kürzer oder länger vom andern abhängig wird, getragen, geführt, gepflegt werden muß. Vor Krankheit und Unfall ist niemand sicher. Wir haben die Partnertherapie vor allem gesehen als die Erfüllung des Versprechens, das wir einander am Beginn unserer Ehe gegeben haben: „Ich verspreche dir Treue in guten und bösen Tagen, in Gesundheit und Krankheit. Ich will dich lieben, achten und ehren, solange ich lebe." Wir wüßten nicht, warum man gerade bei einer psychischen Erkrankung den Partner als ersten Helfer ausschalten sollte. Wir meinen vielmehr, daß im Hinblick auf die Partnerschaft die depressive Erkrankung eine verhältnismäßig geringe Belastung darstellt, verglichen etwa mit einer Hirnschädigung nach einem Verkehrsunfall. Die Treue in guten wie in schlechten Tagen schließt die Bereitschaft ein, den Partner nicht im Stich zu lassen, und das Versprechen, ihn zu lieben, zu achten und zu ehren, ihn in einer schwierigen Lage nicht vorschnell anderen, anonymen Pflegern zu überlassen, sondern seine Intimsphäre so weit wie nur irgend möglich zu erhalten.

Es hat wohl wenig Sinn, übersorgsam auf einen Ausgleich der Abhängigkeiten bedacht zu sein. Was das Leben an Hilfeleistungen fordern wird, wer von wem abhängig wird, und wer wen pflegen muß, läßt sich nicht voraussagen. Es gilt vor allem die schlichte Selbstverständlichkeit zu helfen, wo Hilfe nötig ist, und so weit zu helfen, wie es nur möglich ist. Darüber hinaus gibt es weit subtilere Abhängigkeiten, und auf diese Ebene verschiebt sich das Bild oft; auch der anscheinend Stärkere braucht mancherlei Hilfe, die der anscheinend Schwächere auch wirklich geben kann. Hier kommen wir an die Grenze der Unwägbarkeit. Speziell bei der depressiven Erkrankung gibt es sogar eine Art Ausgleich: Der Gesunde wird beschenkt durch die Lebensintensität seines Partners, die meist die Kehrseite einer schwermütigen Veranlagung darstellt. So haben wir es zumindest erfahren. Und wir haben auch erfahren, daß wir nach dem Ende der Krankheit wieder in das alte Gleichgewicht der Rollenverteilung zurückgefunden haben. Es erwies sich als keine besondere Schwierigkeit, die Abhängigkeit zu beenden und zur gemeinsamen Verantwortung zurückzukehren. Wir haben beide darauf gehofft und gewartet und waren froh, als endlich die Zeit vorüber war. Vielleicht war die Lage gar nicht viel anders, als wenn ich eine Weile hätte im Rollstuhl sitzen müssen und dann endlich wieder allein hätte laufen dürfen. Wenn ich noch manchmal im Nachhinein den Wunsch spüre, abhängig zu sein und versorgt zu werden, dann sehe ich das selber als einen Krankheitsrest an, und erfahre es aber zugleich als Stück Gesundheit, daß ich dagegen ankämpfen kann und letztlich dabei auch gewinne.

Voraussetzungen für die Anwendbarkeit häuslicher Partnertherapie

Könnte man aus unseren Erfahrungen nun folgern, daß die Partnertherapie ganz allgemein stets anwendbar sei, wenn ein Ehegatte an einer Depression erkrankt? Wir glauben, nein. Denn sie lebt von einigen Voraussetzungen, die nicht überall gegeben sind.
Zuallererst braucht die Partnertherapie eine gute und damit auch belastbare eheliche Beziehung. Oft lebt eine Ehe davon, daß man sich gegenseitig nicht allzu gut kennt und daß man sich mit festgefügten Rollen im Alltag arrangiert. Ein solches Ehemodell geriete ins Wanken, wenn ein Partner alle Rollen ablegte und dem anderen die tiefsten und auch verworrensten Inhalte seines Herzens offenlegte. Eine so funktionierende Ehe müßte man entweder schützen, indem man für die Therapie in die Klinik ausweicht, oder man müßte zuerst die Ehe selber therapieren und auf festere Füße stellen. Das freilich wäre nur „in gesunden Tagen“ möglich. Für eine solche Ehe brächte freilich auch eine Klinik-Therapie eine Belastung mit sich, dann nämlich, wenn sich ein Partner im Laufe der Behandlung unabhängig vom andern weiterentwickelt und nicht mehr bereit ist, in die alten Rollen zurückzukehren. Diese Schwierigkeit muß bei einer Kliniktherapie stets mitbedacht werden, damit nicht gleich der Keim zu weiteren Problemen gelegt wird.
Weiter wäre es für eine Partnertherapie gut, wenn bereits „in gesunden Tagen“ eine gewisse Einführung in helfende Gesprächsführung gegeben werden könnte. Wo die Möglichkeit der Erkrankung eines Partners abzusehen ist, wäre es gut, wenn beide sich schon vorher Gedanken machten, wie sie dann reagieren wollen, und es sollte Einführungskurse geben, auf die sie zurückgreifen könnten.
Schließlich sind einige äußere Voraussetzungen notwendig. Zum einen braucht es während der Krankheit Kontakt zu einem entsprechend ausgebildeten Arzt, der Medikamente geben und möglichst auch Kontrollgespräche führen kann. Er sollte überdies die Funktion eines Sicherheitsnetzes übernehmen, das heißt dann helfend eingreifen, wenn beide Partner nicht mehr weiter wissen. Das bedeutet, daß er im Notfall auch wirklich rasch verfügbar sein muß und die beiden nicht zu lange auf einen Termin zu warten brauchen. Eine

weitere äußere Voraussetzung: Beide Partner müssen so weit wie möglich von anderen Verpflichtungen befreit werden. Es muß möglich sein, Kinder zumindest während der akuten Phase aus dem Haus zu geben. Eine Haushaltshilfe bringt zwar auch weitgehend Entlastung, doch scheint es uns besser, Kindern den Anblick des erkrankten Elternteils zu ersparen. Sobald sie es verstehen können, sollen sie wohl darum wissen, doch sollten sie nicht allzu sehr damit belastet werden. Weiter sollte auch der Partner für die schlimmste Zeit ganztätig, zumindest aber halbtägig verfügbar sein. Während seiner Abwesenheit sollten hin und wieder Freunde oder Nachbarn nach dem Erkrankten schauen und ihm das Gefühl geben, nicht alleingelassen zu sein. Eine Krankschreibung, nur weil der Partner erkrankt ist, ist zwar heute in unserem Versicherungsrecht nicht vorgesehen, ist aber volkswirtschaftlich sicher oft vorteilhafter als ein langdauernder Klinikaufenthalt. Eventuell muß auch auf die Möglichkeit unbezahlten Urlaubs zurückgegriffen werden, zumal dann, wenn nur eine kurze Zeit zu überbrücken ist.

Was bedeutet das Aufschreiben für uns?

Zum Ende unserer Aufzeichnungen stellte sich für uns die Frage, was uns selber nun eigentlich das Schreiben bedeutet hat.
Am Anfang war die Zeit an der Schreibmaschine für mich eine zwar schmerzliche, aber doch vertiefende und dadurch heilende Reflexion der Krankheit. Sie verhinderte, daß ich überschnell vergaß, was ich eben erfahren hatte. Später war die Arbeit für mich manchmal lästig, ja quälend, weil sie Wunden aufriß, die gerade zu heilen begonnen hatten. Ich war dann danach ganz erschöpft und brauchte ein bißchen Trost und auch Ablenkung, um wieder Abstand zu gewinnen. Gegen Ende erlebte ich eine zunehmende Distanz zur eigenen Krankheit. Ich hätte im Nachhinein vieles nicht mehr schreiben können; ich hätte einfach nicht mehr genau gewußt, wie ich die Krankheit eigentlich erfahren habe. Wenn ich die vorangegangenen Seiten las, war ich manchmal erstaunt über die Intensität, mit der ich geschrieben hatte. Den Wunsch, etwas zu ändern oder abzuschwächen, habe ich kaum gespürt. Ich konnte mich zwar selber auch nicht mehr völlig einfühlen, aber meine Erinnerung reichte noch so weit, daß ich überzeugt war, so getreu wie möglich aufgezeichnet zu haben.
Für meinen Partner war es zwar manchmal erschreckend zu lesen,

was ich niedergeschrieben hatte, aber in ihm überwog doch der Eindruck, das ganze Unternehmen sei für ihn hilfreich gewesen. Er konnte sich dadurch mein Erleben noch einmal gebündelt vor Augen führen. Insbesondere war ihm wichtig, daß wir Lehren aus meiner Krankheit und auch meine Erwartungen an ihn formuliert hatten. Er hat dadurch etwas Überblick und Sicherheit gewonnen. Seine eigenen Eindrücke hat er gleichfalls noch während der Krankheit niedergeschrieben. Zuerst fand er es mühsam, seine Abwehr, seinen Wunsch, möglichst rasch zu vergessen, doch zu überwinden. Bei der späteren Reinschrift empfand er die Versuchung, manches zu korrigieren: zu systematisieren, vor allem aber emotional abzuschwächen. Er hat jedoch genau wie ich schließlich doch nichts geändert, sondern die ursprünglichen Eindrücke stehengelassen.
Unser Leben ist weitergegangen. Es mag sein, daß in Zukunft noch viel schwierigere Dinge zu bewältigen sein werden. Jetzt aber freuen wir uns der wiedergewonnenen Gesundheit. Sie ist für uns – nicht anders als für jeden Menschen – ein Geschenk in irdenen Gefäßen.

Hilfreiche Texte

Die Traurigkeit der Gesunden und die Depression

Seit einem Jahr lebe ich nun beständig ohne Medikamente; mein Gesundheitszustand hat sich ständig gekräftigt. Die Geburt habe ich gut überstanden – wir haben eine zweite Tochter bekommen. Nach der ersten Entbindung war es mir nicht gutgegangen: Ich hatte schon in der Klinik eine Migräne nach der anderen bekommen und nach einer Weile zu Hause dann Stimmungsschwankungen. Wir hatten uns innerlich darauf eingestellt, daß sich dies wohl wiederholen würde, aber nichts dergleichen geschah. Nur an einem Vormittag kurz nach der Entlassung aus dem Krankenhaus legte sich noch einmal diese schreckliche, altbekannte Faust auf meine Brust. Ich flüchtete nach draußen auf den Balkon, um wenigstens allein zu sein. Und da machte ich eine merkwürdige Erfahrung: Während ich dasaß und um Fas-

sung rang, fiel mein Blick zufällig auf die Hühner, die wie jeden Tag im nachbarlichen Garten scharrten. Und ich hatte das Gefühl, daß mir zwar jetzt elend und traurig zumute war, aber daß diese Hühner für mich noch nicht unerreichbar geworden waren. Die Hühner und ich – wir lebten noch in der gleichen Welt, in der es stets Traurige und Unbefangene nebeneinander gibt. Und mir fiel ein, daß ich das während meiner Depression ganz anders erlebt hatte: Da hatte ich mich wie in ein Aquarium eingesperrt gefühlt. Ich konnte zwar aus meinem Gefängnis heraus die anderen sehen und sie mich, aber gleichgültig, wie oft ich gegen die trennende Glaswand anging – ich konnte sie nicht durchbrechen. Ich war inmitten der anderen allein, unerreichbar und darum doppelt elend.
An jenem Vormittag machte ich die Erfahrung, daß ich wieder zerschlagen und traurig sein konnte, ohne daß gleich eine Depression drohte. Ich kehrte nach einer Weile wieder in die Wohnung zurück, nahm unsere „Große" bei der Hand und ging lange mit ihr spazieren. Als ich wiederkam, war mir schon besser, und nach dem Mittagsschlaf hatte ich das Gefühl, mich wieder in der Hand zu haben. Ich habe dann eine ganze Weile darauf geachtet, ob sich diese Erfahrung wiederholen ließe, und allmählich wurde mir deutlich: Wenn ich mich jetzt gelähmt und verstimmt und traurig fühle, dann ist es die Lähmung und Verstimmung und Traurigkeit der Gesunden, die ja auch keineswegs immer heiter oder zumindest gleichmütig sind. Aber es besteht ein abgrundtiefer Unterschied zwischen der Traurigkeit des Gesunden und dem, was ein Mensch in der Depression erlebt. Nun, da ich beides kenne und unterscheiden kann, weiß ich es. Das, was ich an jenem Morgen auf dem Balkon erlebte, war genau auf der Grenze und hat sich dann zum Guten gewendet. Daß wenige Minuten imstande waren, die Erinnerung an die Depression heraufzubeschwören, hat mich erschreckt, aber daß dann doch alles gut gegangen ist, hat mich getröstet. Ich weiß nun, daß ich nicht mehr Wand an Wand mit dieser Krankheit lebe, daß sie mich nicht mehr in wenigen Augenblicken überfallen kann, sondern daß ich wie die anderen auch viele Möglichkeiten habe, auf Belastungen zu reagieren und sie dann langsam zu verarbeiten.
Ich bin dankbar für diese Erfahrung des Unterschieds, denn sie erlaubt mir, auch jetzt in gesunden Tagen noch auf das Erleben von Depressiven zu achten und nicht mit dem zu vergleichen, was ich jetzt immer wieder einmal zu bewältigen habe. Denn ich stoße in Büchern immer wieder auf Sätze, die gerade diesen Unterschied über-

sehen und dadurch Depressive noch zusätzlich verletzen und isolieren: Wenn etwa Dorothee Sölle über Dietrich Bonhoeffer schreibt, er habe die relative Selbstgewißheit der Contenance ebenso gelassen wie die relative Selbstgewißheit der Depression, und fortfährt, es sei leichter, den falschen Trost der Freunde zu lassen als die eigene Depressivität. „Aber die große Hingabe bedeutet, daß wir auch unsere eigene Depression lassen" (D. Sölle, Die Hinreise, Stuttgart 1975, S. 151). Denn eine Depression, die man „lassen" kann – unter welchen Anstrengungen auch immer –, ist eben keine, und es ist wenig hilfreich, diese Krankheit mit dem gleichen Wort zu bezeichnen wie eine schwierige Aufgabe, die vielleicht jeder Mensch einmal in seinem Leben bewältigen muß. Die Mauer, die Glaswand, die ein Depressiver ohnehin ständig um sich herum erlebt, wird dadurch nur noch unüberwindlicher. Nein, wer noch den mindesten Trost, die mindeste Selbstgewißheit aus seiner Traurigkeit schöpfen kann, der steht noch diesseits des Grabens, der weiß noch nicht, was jenseits auf Menschen warten kann, weiß noch nicht, welche Hölle auf Erden es gibt. Weiß noch nicht, daß es nachher zu den größten Wundern gehören wird, daß man ihr wieder lebend entkommen ist.

Manche freilich . . .

Wenn ich nun versuche, mich zurückzuerinnern, welche Texte mir damals ein wenig geholfen haben, wonach ich – wenn es überhaupt möglich war – immer wieder einmal gegriffen habe, so fällt mir zuallererst nicht etwa ein Stück aus der Bibel, sondern ein Gedicht von Hugo von Hofmannsthal ein:

> Manche freilich müssen drunten sterben,
> wo die schweren Ruder der Schiffe streifen,
> andere wohnen bei dem Steuer droben,
> kennen Vogelflug und die Länder der Sterne.
>
> Manche liegen immer mit schweren Gliedern
> bei den Wurzeln des verworrenen Lebens,
> anderen sind die Stühle gerichtet
> bei den Sibyllen, den Königinnen,
> und da sitzen sie wie zu Hause,
> leichten Hauptes und leichter Hände.

Doch ein Schatten fällt von jenen Leben
in die anderen Leben hinüber,
und die leichten sind an die schweren
wie an Luft und Erde gebunden:

Ganz vergessener Völker Müdigkeiten
kann ich nicht abtun von meinen Gliedern,
noch weghalten von der erschrockenen Seele
stummes Niederfallen ferner Sterne.

Viele Geschicke weben neben dem meinen,
durcheinander spielt sie alle das Dasein,
und mein Teil ist mehr als dieses Lebens
schlanke Flamme oder schmale Leier.

Nun, ich bin kein Germanist und habe es auch nie sein wollen; ich verstehe von Gedichten nicht viel mehr als wir seinerzeit in der Schule lernten. Aber dieser Text, der mir schon damals irgendwann beim Durchblättern unseres Gedichtbandes auffiel, hat mich nie mehr losgelassen; ein paar Zeilen daraus sitzen unverrückbar fest in meinem Gedächtnis, jederzeit abrufbereit, wenn ich sie brauche.
Und ich brauche sie vor allem, um meine eigene Erfahrung zu bestätigen, daß es das wirklich gibt: daß es manchen Menschen zugeteilt ist, im verworrenen Dunkel des Lebens zu verbleiben, in das andere kaum einmal einen Blick zu werfen brauchen. Niemand hat es sich ausgesucht, welches Los ihm zuteil wird, und es hätte auch keinen Sinn, etwa neidisch zu sein auf die, denen sind „die Stühle gerichtet bei den Sibyllen, den Königinnen". Wir wissen nicht, warum das alles so sein muß. Wir wissen nicht, warum der eine heiter und unbefangen ein Fest feiern kann, und der andere Miteingeladene plötzlich von Traurigkeit überfallen fortgehen muß. Aber es ist doch tröstlich, daß wenigstens ab und zu ein Schatten aus diesem dunklen Leben das Leben der Heiteren erreicht, daß beide nicht völlig getrennt nebeneinander leben müssen.
Nein, es geht wahrhaftig nicht darum, daß ich etwa anderen das Glück ihrer Unbeschwertheit nicht gönnte! Es geht eigentlich nur darum, daß eine Verbindung bestehen bleibt zwischen denen, die sich an Deck sonnen können, und denen, die sich im Bauch des Schiffes abplagen müssen. Und wenn die Heiteren die Schwermütigen nicht vergessen sollen, dann vielleicht am ehesten dadurch, daß wenigstens hin und wieder ein Schatten von dem sie erreicht, was den

andern ständig zu tragen auferlegt ist. Freilich wünschte ich mir auch umgekehrt, daß sich ab und zu auch ein Sonnenstrahl in das dunkle Leben hineinverirrt, damit ich nicht vergesse, daß es trotz meiner Krankheit Freude und Wärme gibt, Kinderlachen und Vogelgezwitscher, und vertraute Stunden unter Menschen, die einander zugetan sind. Nein, auf welcher Seite des Lebens einer steht, das wird zugeteilt, aber es ist gut, wenn man versucht, beieinander zu bleiben, so weit es nur geht. Und manchmal meine ich schon, daß Menschen so schrecklich gesund sein können, daß sie den Umgang mit Kranken verlernen, und diese Schatten einfach brauchen, um die dunklen Seiten des Lebens nicht ganz und gar zu vergessen.

Ungeheuer schwierig erschien es mir stets zu erklären, was Depression nun eigentlich sei, was ich denn erlebte, das mich so zu Boden drückte. Meine eigenen Worte reichten kaum aus, um es zu sagen, und ich war stets froh, Worte anderer zu finden, die ich ausleihen konnte. Worte anderer, deren Autorität unbestritten ist und deren Sprachgewalt auch das Unsagbare noch in einfache Sätze kleiden kann. Etwa wie (Huub Oosterhuis, Auf halbem Weg, Wien 1975, S. 13):

Geh ich schlafen,
so denk ich:
wann wird Tag.

Wenn ich aufstehe,
denke ich:
kommt je der Abend.

Dann wird es Abend,
Nacht,

und es dauert endlos.

Darin ist etwas vom inneren Erleben der Depression ausgedrückt, wie ich es selber nicht besser hätte sagen können, schon gar nicht während der Krankheit, als alles erstorben war, selbst die Gedanken gelähmt. Wie soll man es auch erklären, daß das Leben selber zur Qual wird, daß gar keine Schmerzen hinzukommen müssen, daß allein das Sichfesthalten über dem Abgrund Kräfte erfordern würde, die man nicht mehr hat? Daß am Morgen der Abend und am Abend der Morgen unerreichbar scheint, daß der Abstand zwischen beiden endlos, unüberbrückbar geworden ist? Wie soll man die Schwere des Tages und das Grauen der Nacht durchstehen? Wird es je einen Weg aus dem Nebel hinaus geben?

Ich, das nicht aus sich geht . . .

Und wenn dann die ersten Stunden kommen, in denen man lebt, ohne zu leiden, in denen man wieder so etwas wie Freude empfindet – überhaupt wieder etwas empfindet! –, dann ist das wie ein Wunder. Ich habe es anfangs kaum zu glauben gewagt, um mich nicht zu früh zu freuen. Ich konnte es nicht fassen, daß es wieder eine Rückkehr ins Leben gab. Aber „Rückkehr ins Leben", „Weg zurück", „Brücke" – das alles sind auch nur wenig zutreffende Bilder. Denn sie unterstellen, daß man gradlinig, wenn auch vielleicht langsam, wieder vorwärts schreitet. Und gerade so war es nicht. Ich könnte die Zeit eher mit Besuchen vergleichen, die ich ab und zu ins Leben hinein machen durfte, ein paar Stunden, die ich frei verbrachte, ehe ich wieder in mein Gefängnis zurück mußte. Und daß mit der Zeit die Besuche immer länger und häufiger wurden, das war für mich lange nicht selbstverständlich. Nur allmählich gewann ich Distanz zu dem, was mich gefangen hatte, freilich ohne mich je ganz davon lösen zu können. Vielleicht zu vergleichen mit dem allmählichen Aufwachen aus einem Alptraum, wenn die Schreckensbilder nur mühsam der Wirklichkeit weichen (Huub Oosterhuis, aaO. S. 62):

Sein wie zum Schein. Herz blindgeboren.
Ohr, das kein Wort versteht.
Hand, die versagt. Mund zugefroren.
Ich, das nicht aus sich geht.
Sterben gesucht. Die Nacht zerstören,
die uns hervorgebracht.
Sein, wie wenn niemals Menschen wären
den Menschen zugedacht.

Sein wie zum Trotz. Hoffnung auf Segen.
Hand, die die Hände grüßt.
Mensch, der dem Tod noch unterlegen,
dennoch am Leben ist.
Einmal ganz wahr. Dem Schein entkommen,
Klage und Trost verbannt.
Aufwachen, zitternd, angenommen,
so wie wir sind, erkannt.

Es ist wie ein Wunder, wenn allmählich die Mauer zerbröckelt, wenn die Ohren wieder hören und die Hände wieder greifen und der Mund wieder sprechen kann. Wenn Hoffnung sich hervorwagt anstelle des „Verflucht sei die Nacht, in der ich geboren!", wenn der Tod nicht mehr lockt. Wenn die anderen Menschen wieder erreichbar werden. Es ist wie ein Wunder, wenn man aufwacht und – wenn auch zitternd und nur halb gläubig – wieder so etwas wie Freude auf den kommenden Tag empfindet. Wenn man nicht mehr lebt vom eigenen Klagen und vom Trost der anderen, sondern wieder der sein kann, der man eigentlich ist und der man auch während der Krankheit hätte sein wollen, ohne es zu können.

Die suchen, was verloren ist . . .

Und die, die nicht fliehen vor dem Kranken? Wie habe ich die empfunden, die bei mir ausgeharrt haben, meinen Mann vor allem, aber auch andere, Freunde, die mittragen halfen, Ärzte auch, die sich nicht hinter ihrer Rolle verschanzten, Seelsorger – es waren wenige! –, die selbst in diese Abgründe hinein noch ein Wort zu sprechen wagten? (Huub Oosterhuis, aaO. S. 36):

Die suchen, was verloren ist,
die bei den Niedergeschlagenen sind,
die mit Leib und Seele
und mit ihrem Herzen und Verstand
das ärgste Leid
etwas zu lindern suchten:
die offenbaren dich,
die sind von dir.

Die nicht weggehen
von einem anderen Menschen in seinem Elend,
die mit ihrem Lebensmut
die Verzweifelten aufwiegen;
die unbemerkt, geduldig
warten, wachen, beten,
entgegen besserem Wissen hoffen –
die sind von deinem Geschlecht.

Wenn ich auch selber während der dunkelsten Tage nicht mehr glauben konnte, so konnte ich doch ahnen, daß die Zuwendung, die ich

erhielt, so etwas war wie der letzte Brückenschlag zwischen Gott und mir. Ich war gleichsam für Gott selber unerreichbar, aber es gab noch Boten zwischen mir und ihm. Daß ein Mensch nicht flieht vor der Schwere des andern, sich nicht verschanzt, sich nicht in naive Höhen erhebt, das war wie eine Botschaft, die aus dem Evangelium herüberdrang zu mir. So, wie es beim Propheten Jesaja heißt: „Wenn du dich deinem leidenden Bruder nicht entziehst ...", wenn du im Gegenteil auf ihn zugehst, so sehr dir auch nach Flucht zumute ist – dann erfüllst du, was ICH, der Herr, von dir erwarte. Ich war angewiesen auf Menschen, die dieses Wort vernommen und sich zu Herzen genommen hatten. Ich war angewiesen darauf, daß sie bei mir blieben, obwohl ich ihnen oft nicht einmal so recht zeigen konnte, wie es um mich stand und wie dankbar ich ihnen war. Ich konnte es nicht begreifen, daß sie mich nicht flohen wie eine Aussätzige, daß sie in mir noch den Menschen erkannten, der ich einmal gewesen war und der ich – für sie zweifellos – wieder sein würde. Daß sie an meiner Stelle hofften und sich abmühten und nicht aufgaben.
Es war auch keineswegs so, als wäre mir dieser Abgrund zwischen Gott und mir gleichgültig gewesen, im Gegenteil. Ich habe Ihn gesucht mit der verschwindenden Kraft meines gelähmten Herzens und nach Ihm gerufen mit stummer Kehle. Aber die ganze Krankheit über blieb es so: Gott selber war unerreichbar – nur Menschen offenbarten ihn noch, hielten die Erinnerung an Ihn wach.

Herr, du warst unsere Zuflucht ...

Es mag unlogisch klingen, aber es war dennoch so: Obwohl Gott unerreichbar blieb, gab es einige Psalmverse, die ich immer wieder gesprochen habe, vielleicht auch gebetet, mich an ihnen festgehalten habe, um nicht ganz ohne Stütze zu sein. Vor allem:

> Herr, du warst unsere Zuflucht von Geschlecht zu Geschlecht.
> Ehe denn die Berge wurden und die Erde und die Welt erschaffen,
> bist du, Gott, von Ewigkeit zu Ewigkeit.
> Du lässest die Menschen sterben und rufst sie zurück in den Staub:
> Kommt wieder, Menschenkinder.
> Denn tausend Jahre sind vor dir wie der Tag, der gestern verging,

und wie eine Nachtwache.
Du säst Menschen aus in die Welt, Jahr um Jahr.
Wie Gras, das nachwächst, kommen sie aus deiner Hand,
wie Gras, das in der Frühe aufwächst und blüht
und am Abend welkt und verdorrt.
So welken wir dahin unter deiner Glut, wir verdorren
plötzlich unter deinem Zorn.
Denn du siehst all unser Unrecht, in deinem Licht ist es
sichtbar,
so verborgen es auch ist in unserem eigenen Herzen.
Ja, unsere Tage eilen dahin, wie Seufzer verhallen die Jahre.
Unser Leben währet siebzig Jahre, wenn es hochkommt,
achtzig,
aber was sein Stolz war, ist auch Mühe gewesen und Elend,
denn schnell fährt es dahin, als flögen wir davon.
Lehre uns, Herr, unsere Tage zu bedenken, auf daß wir weise
werden.
Laß deine Herrlichkeit aufleuchten an deinen Knechten,
und zeige unseren Kindern deine heilige Macht.

Es war mir damals selbst nicht recht deutlich, was mich eigentlich an diesen Versen aus dem 90. Psalm in den Bann zog, so, daß ich sie oft Abend für Abend gelesen habe vor dem Einschlafen, auch laut vorgelesen, als es mir besser ging, und von jeder anderen Schriftlesung immer wieder auf sie zurückkam. Dabei hatte dieser Psalm vorher in meinem Leben kaum eine Rolle gespielt. Er gehörte auch nicht zu denen, die ich als Kind auswendig zu lernen hatte und damit meinem ständigen Gebetsschatz hinzufügte. Nein, dieser Text war eine Entdeckung der allerjüngsten Zeit. Eines freilich war deutlich: Die Verse, die von Gottes Zorn und Strafe sprachen, habe ich stets überflogen, wenn nicht gar ausgelassen; mit ihnen wollte ich nichts zu tun haben. Bis in meine Tiefen hinein wollte ich nichts hören von Schuld und Vergeltung, ich fühlte mich zu elend, um auch diese Last noch zu tragen.
Vielleicht hat es mich gelockt, mit diesen Worten einmal den engen Rahmen meiner Krankheit zu sprengen, einmal in Dimensionen von tausenden von Jahren und vielen, vielen Generationen zu denken, nicht immer nur verhaftet zu sein meinem eigenen, erbärmlichen Schicksal. Vielleicht auch, mich hineinzustellen in die Reihe der vielen, vielen Menschen, die am Ende ihres Lebens sagen müs-

sen, daß all das, was ihres Lebens Stolz war, auch Mühe gewesen ist und Elend. Ich kam mir dann nicht so alleingelassen vor. Vielleicht hat es mich auch getröstet, daß das Leben des Menschen ist wie Gras, das am Morgen blüht und am Abend verdorrt: Wenn alles so schnell geht, dann geht auch das Elend schnell vorbei, dann wird ein Mensch nicht in alle Ewigkeit gequält, dann kann man hoffen, bald aus dem Tunnel hinauszugelangen ans Licht.

Mit besonderer Inbrunst habe ich stets den Satz gelesen: „Lehre mich, Herr, meine Tage zu bedenken, auf daß ich weise werde." „Weise werden" – das schien mir der Schritt zur eigentlichen Heilung zu sein. Weise werden, das bedeutete, wieder Übersicht zu gewinnen, nicht aufgezehrt zu werden von dunkler Verworrenheit. An das andere Ufer gelangt zu sein, unerreichbar für die Qualen der Krankheit. Aber auch gelernt zu haben, mit der eignen Vergangenheit zu leben, wie schmerzlich auch immer sie gewesen sein mag, den schönen, aber trügerischen Schein eingetauscht zu haben gegen die Wirklichkeit. Weise werden bedeutete für mich, in den eigenen Abgrund geblickt zu haben, ohne zu verzweifeln. Ich will nicht darüber nachdenken, wie weit ich das inzwischen erreicht habe, aber ich ahne dunkel, daß der Weg tatsächlich in diese Richtung gegangen ist. Deutlicher spüre ich, daß ich zu Recht für mich die Heilung in dieser Richtung gesucht habe, und daß ich um so leichter ausschreite, je deutlicher ich sie beibehalte.

„. . . und zeige unseren Kindern deine heilige Macht!" – das war für mich die Bitte, daß das Leben weitergehen möge, daß ich Kinder und Enkel haben möge, bis ins tausendste Geschlecht. Daß ich in meiner Krankheit nicht das Ende einer langen Kette sei, daß ich nicht die Hoffnung zerstöre, die Generationen vor mir schon auf mich gesetzt wurde. Daß nichts mit mir zu Ende gehe – denn sonst wäre mir meine Krankheit wie eine zusätzliche Katastrophe vorgekommen, die nicht nur mich persönlich, sondern mein ganzes Geschlecht betroffen hätte, die Generationen vor mir, die das Leben bis auf mich hin weitergegeben haben, vor allem aber auch die Generationen nach mir, denen um meinetwillen das Dasein verweigert würde. Ich habe an unsere Tochter gedacht: daß sie ohne Schaden zu nehmen meine Krankheit überstehen würde, aber auch an das Kind, das wir uns wünschten: daß es überhaupt zum Leben erweckt werden könnte, und daß es unbelastet seinen Weg würde gehen können.

Darum war es auch ein Hoffnungszeichen ganz besonderer Art für mich, als ich erfuhr, daß wir wieder ein Kind erwarteten, als es schließlich gesund geboren war. Damit war für mich bestätigt: Ich hatte wieder den Anschluß an das Leben gefunden, ich gehörte wieder dazu, von mir war wieder etwas zu hoffen. Mit mir brach nicht die Kette der Generationen ab, die voll Hoffnung auf Zukunft sich aneinandergereiht hatte. Das Leben ging weiter, durch mich hindurch. Zukunft war neu eröffnet. Von ähnlicher Bedeutung war es, die allmähliche Entwicklung unserer älteren Tochter zu verfolgen, die in manchem mir zu ähneln scheint. Einige der Eigenschaften, die mir das Leben schwer gemacht haben, die wohl mit eine Rolle gespielt haben beim Zustandekommen der Depression, glaube ich in ihr wiederzuerkennen. Doch zugleich wird mir deutlich, daß eben diese Eigenschaften in dem ganz anderen Kontext ihres Lebens sich anscheinend ganz anders entwickeln, für sie sogar vielleicht eine Bereicherung darstellen. Damit verschwindet eine Angst, die mich lange begleitet hatte: Ob ich es überhaupt verantworten könne, Kinder zu haben, mit dem Risiko, daß sie mir ähneln und darum auch ebenso krank werden könnten. Ich begreife, daß ich meine eigene Verantwortung für die Zukunft nicht zu überziehen brauche: Wie dieses oder jenes Erbteil sich auswirken wird, das ein Kind mit auf den Weg bekommt, ist nicht vorauszusehen, und im Zusammenspiel all der verschiedenen Einflüsse kann auch Ungeahntes entstehen.
So wie ich selber nicht die Erwartung hege, mein ganzes Leben müßte sich wie in einem Lustgarten abspielen, so werden auch die Generationen nach mir diese Erwartung nicht hegen und mir nicht zürnen, daß ich durch mein Erbteil einen solchen Traum nur noch mehr in Frage stelle. Zum Leben gehört nun einmal die Erfahrung von Mühsal und Enttäuschung hinzu, und wir sollten es wohl den Generationen nach uns zutrauen, daß sie dieser Mühsal und Enttäuschung genauso gewachsen sein werden, wie wir es waren. Wir sollten es ihnen zutrauen, daß sie am Ende dennoch sagen werden, das Leben sei es wert gewesen, gelebt zu werden, wie wir auch – hoffentlich. Und schließlich gibt es auch Stunden, in denen es gelingt zu glauben, daß kein Mensch ganz allein das Leben seiner Kinder zu hüten braucht, denn unsere Kinder stehen in Gottes Hut. Und auch darum kann es wohl ein Zeichen der Hoffnung sein, Kinder zu haben: Hoffnung auf das Leben, Hoffnung aber auch auf Gott.

Ein wenig habe ich dies alles wiedergefunden in einem Gedicht von Albrecht Goes:

Stürbe ich auch heute nacht noch,
Wüßte ich doch: mein Kind
Ist nun Glied einer Kette,
Darein wir geschmiedet sind.

Wir, von Ur-Vätern und -Müttern,
Wir, von Anbeginn her . . .
Dunkel ist lang schon die Kette,
Dunkel und schwer.

Kette des Lebens: von jeher
Haben die Ahnen all
Sich selbst hineingeheimnißt
In das erglühte Metall.
Also in jedwedem Ringe
Dauern für spätere Zeit
Ihres lebendigen Lebens
Liebe und Leid.

Ahnherrs versponnene Traumart,
Und der Ahne Glut,
Und des Dritten Gehorsam
Und des Vierten Mut –
Wie aber wir, deine Eltern,
In dem verschlungenen Kreis,
Wie du selbst, Kind, wirst eingehen
Einst am Ende – wer weiß?

Dieses wohl sorge, das Deine.
Aber nicht sorge, mein Kind,
Um die vergangnen Geschlechter,
Um das zukünftge Gewind –
Alle Glieder der Kette
Sind in der mächtigen Hut
des Vaters, des Sohns und des Geistes
Gebunden, geborgen gut.

Es war ein Stück Heilung, als es mir wieder gelang, das Leben gelassen seinen Gang gehen zu lassen, mich wieder unbefangen zu freuen an unseren Kindern, ihre Entwicklung aufmerksam, doch ohne Sorge zu beobachten. Zu glauben, daß – vielleicht – am Ende alles gut, ja sehr gut sein würde.

Daß ich Liebe übe

Eines der ersten Gebete, die ich allmählich wieder sprechen lernte, war das berühmte, Franz von Assisi zugeschriebene Gebet:

> O Herr, mach mich zu einem Werkzeug deines Friedens,
> daß ich Liebe übe, wo man sich haßt,
> daß ich verzeihe, wo man sich beleidigt,
> daß ich verbinde, da wo Streit ist.
> Daß ich die Wahrheit sage, wo der Irrtum herrscht,
> daß ich den Glauben bringe, wo der Zweifel drückt,
> daß ich die Hoffnung wecke, wo Verzweiflung quält,
> daß ich dein Licht anzünde, wo die Finsternis regiert,
> daß ich Freude mache, wo der Kummer wohnt.
>
> Ach, Herr, laß mich nicht nur danach trachten,
> geliebt zu werden, sondern auch zu lieben,
> nicht nur verstanden zu werden, sondern auch zu verstehen.
> Denn wer sich hingibt, der empfängt,
> wer verzeiht, erlangt Vergebung,
> und wer stirbt, erwacht zum ewigen Leben.

Mein Mann hatte zunächst Schwierigkeiten mit diesem Gebet. Er hörte daraus den ungeheuren Anspruch: Liebe üben, verzeihen, Glauben bringen, Hoffnung wecken, Gottes Licht anzünden – große Worte, kaum wahrzumachen. Ich für mich selber verstand das jedoch anders: Lange genug hatte ich davon gelebt (und würde ich auch weiter leben), von der Zuwendung anderer, davon, daß andere in mir Glaube und Hoffnung weckten, mit ihrer Freude meinen Kummer vertrieben. Lange genug war ich darauf angewiesen, daß andere mich liebten, mich verstanden, sich mir zuwandten, ohne davon etwas für sich selber erwarten zu können. Und so betete ich wohl darum, bald selbst wieder zu denen gehören zu dürfen, die anderen etwas bedeuten können, die das Leben ein wenig heller und reicher machen. Ich bat Gott, mich wieder zuzulassen zu dem Kreis derer, von denen Er sich etwas erwartet für diese Welt, die Seinen Frieden, Sein Licht verbreiten können. Ich hoffte darauf, wieder ein taugliches Werkzeug sein zu können und nicht nur Ziel der Bemühungen anderer. Ja, es war wohl die äußerste Hoffnung darauf, jemals wieder etwas beitragen zu können zum Kommen Seines Reiches.

Sollen wir an deinem Licht nicht wieder Freude haben?

Und dann der alte Choral, den Paul Gerhard nach dem 85. Psalm gedichtet hat:

Herr, der du vormals hast dein Land mit Gnaden angeblicket
und des gefangnen Volkes Band gelöst und es erquicket,
der du die Sünd und Missetat, die es zuvor begangen hat,
hast väterlich verziehen:

willst du, o Vater, uns denn nicht nun wieder einmal laben?
Und sollen wir an deinem Licht nicht wieder Freude haben?
Ach geuß aus deines Himmels Haus, Herr, deine Güt und Segen aus
auf uns und unsre Häuser.

Ach daß ich hören sollt das Wort erschallen bald auf Erden,
daß Friede sollt an allem Ort, wo Christen wohnen, werden!
Ach daß uns Gott doch sagte zu des Krieges Schluß, der Waffen Ruh
und alles Unglücks Ende!

Ach daß doch diese böse Zeit bald wiche guten Tagen,
damit wir in dem großen Leid nicht möchten ganz verzagen.
Doch ist ja Gottes Hilfe nah und seine Gnade stehet da
all denen, die ihn fürchten.

Wenn wir nur fromm sind, wird sich Gott schon wieder zu uns wenden,
den Krieg und alle andre Not nach Wunsch und also enden,
daß seine Ehr in unserm Land und allenthalben werd erkannt,
ja stetig bei uns wohne.

Die Güt und Treue werden schön einander grüßen müssen;
Gerechtigkeit wird einhergehn, und Friede wird sie küssen.

Die Treue wird mit Lust und Freud auf Erden blühn,
Gerechtigkeit
wird von dem Himmel schauen.

Der Herr wird uns viel Gutes tun, das Land wird Früchte geben,
und die in seinem Schoße ruhn, die werden davon leben;
Gerechtigkeit wird dennoch stehn und stets in vollem
Schwange gehn
zur Ehre seines Namens.

Auch diesen Psalm habe ich so recht erst in kranken Tagen entdeckt, und ich habe ihn immer wieder vor mich hin gemurmelt – oder besser: einige Zeilen daraus –, ohne genau zu wissen, was mich an ihm eigentlich fesselte. Wenn ich jetzt im nachhinein darüber nachdenke, fällt mir zweierlei dazu ein:

Zum einen spricht der Psalmist inmitten des Elends seine Hoffnung aus, eine Hoffnung freilich, die sich auf gar nichts anderes gründet als darauf, daß es doch früher besser gewesen ist. Aus einer guten Vergangenheit in Gottes Hut schöpft er die Zuversicht, der Herr könne doch auch jetzt nicht in alle Ewigkeit seinem Volk zürnen. An der Gegenwart hat er keinerlei Anhaltspunkte für seine Hoffnung, er sieht nicht schon die Wende. Das Elend steht ihm bis zum Hals, aber Gott, der bisher getreu war, muß doch einfach auch in Zukunft sich seiner Elenden erbarmen. Ob das eine Milchmädchenrechnung ist oder nicht – *vielleicht* ist es wahr, mag ich wohl gedacht haben. Vielleicht ist Gott wirklich so, wie man von ihm erzählt, vielleicht kann er wirklich das Elend seiner Menschen nicht unendlich lange tatenlos mitansehen. Ich muß es mir immer wieder neu klarmachen: Ich selber konnte damals nicht hoffen, ich fand in meiner Gegenwart keinen Anhaltspunkt mehr dazu, auch nicht im Glauben. Ich habe gegriffen nach allem, was mir ein wenig Halt versprach, und so auch nach der Hoffnungskraft dieses Psalms. Wenn es wahr ist, daß Gott sich bisher immer wieder erbarmt hat, dann wird er vielleicht auch in den Abgrund hineinreichen, in den ich gefallen war. Ich habe gleichsam versucht, mich neben den Psalmisten zu stellen, um so etwas mitzubekommen von der Güte und dem Segen, den er herabflehte „auf uns und unsre Häuser“.

Zum anderen geht es in diesem Psalm nicht um Elend ganz allgemein, sondern um Krieg, und von Gott wird der Frieden erfleht. Vielleicht habe ich mich darin wiedererkannt: daß meine Krankheit etwas zu tun hat mit Krieg, und daß ich auf eine gute Zukunft nur hoffen kann, wenn der Krieg bewältigt ist. So, wie ich es einmal im Traum erlebt habe: Ich weiß, daß ich im Krieg nicht bestehen kann; in dieser Maschinerie des Tötens und Getötetwerdens bin ich eine Null. Daß da einer suggeriert, Gott werde für Frieden sorgen, ja Gerechtigkeit und Friede würden einander küssen, das mag mir wohl Mut gemacht haben. Dahinein konnte ich meine eigene Sehnsucht nach einer geborgenen Zukunft geben, die mich nicht ständig bis zum Zusammenbruch überfordern würde. Ich weiß in ruhigen Stunden sehr wohl, daß ich mein Leben nicht darauf bauen kann, es werde keinen Krieg mehr geben, aber es gibt Augenblicke, in denen ich diese Hoffnung brauche, um zu überleben, und – wer weiß – vielleicht wird das Undenkbare wahr. Ich möchte kein sogenannter Realist sein, kein Skeptiker, der stets auf der Hut ist, ob ihm auch keiner etwas vormacht, und der allem, was geschieht, mißtraut. Ich brauche ein wenig Unbekümmertheit, um auch noch an das Wunder zu glauben.

Von dir kommt mir ein Freudenlicht

Schließlich noch der alte Choral, den wir Philipp Nicolai verdanken – ich habe ihn seit Kindertagen geliebt, er hat mich begleitet:

> Wie schön leucht' uns der Morgenstern, voll Gnad und Wahrheit vor dem Herrn, uns prächtig aufgegangen!
> Du Jesses Blüte, Davids Sohn, mein Heiland auf dem Himmelsthron, du hast mein Herz umfangen.
> Lieblich, freundlich, schön und prächtig, hoch und mächtig, reich an Gaben,
> hoch und wunderbar erhaben.
>
> Du helle Perle, werte Kron', du Gottes und Mariä Sohn, mein König hochgeboren!
> Du Rosenblüte, Lilienreis, du Himmelsblüte, rot und weiß, dich hab ich auserkoren!
> Nach dir steht mir mein Gemüte, ew'ge Güte, all mein Sehnen ruft nach dir mit Freudentränen.
>
> Von dir kommt mir ein Freudenlicht, wenn du mit deinem Angesicht mich freundlich tust anblicken.
> O Jesu, du mein höchstes Gut, dein Wort, dein Geist, dein

Fleisch und Blut mich innerlich erquicken.
Nimm mich freundlich in die Arme, Herr, erbarme dich in Gnaden!
Auf dein Wort komm ich geladen.

Nun greifet in die Saiten frei und laßt die süße Melodei ganz freudenreich erschallen,
daß ich mit meinem Herrn und Christ, der meiner Seele Leben ist, in steter Lieb mög wallen!
Singet, klinget, jubilieret, triumphieret, dankt dem Herren, dankt dem König aller Ehren!

Wie bin ich doch so herzlich froh, daß mein Herr ist das A und O, der Anfang und das Ende!
Er wird mich einst zu seinem Preis aufnehmen in das Paradeis, mir reichen seine Hände.
Komm Herr Jesus, komm, du schöne Freudenkron', bleib nicht lange, deiner wart' ich mit Verlangen!

Ich habe wohl im Laufe meines Lebens immer wieder anderes in dieses Lied hineingelegt: gläubiges Verlangen, Sehnsucht nach Nähe, nach Geborgenheit, Hoffnung auf eine Zukunft, in der Gott mich ganz und gar umfängt. Vielleicht hat sogar meine Angst vor dem Alleinsein, vor der Ungeborgenheit, vor der Heimatlosigkeit eine Rolle gespielt – in dem Sinne, daß ich von Gott etwas erflehte, was mir ansonsten in meinem Leben unerreichbar schien.
Was aber haben mir dann diese Verse bedeutet in einer Zeit, da ich mir vorkam wie ein Lasttier, das sein Herr über die Grenze des Tragbaren vollgepackt hat? Wie sollte ich in einer solchen Lage noch ein Liebeslied singen? Und ein Liebeslied ist es doch ganz gewiß. Gab es zwischen Gott und mir noch ein solch vertrautes Verhältnis, daß ich ihm Worte wie diese hätte sagen können: „. . . dich hab ich auserkoren! Nach dir steht mir mein Gemüte, ew'ge Güte, all mein Sehnen ruft nach dir mit Freudentränen." War nicht zwischen Gott und mir Schweigen? Ich habe lange ohne Zwiegespräch gelebt . . . Aber irgendwann kam doch der Augenblick, da es gut war, das Unmögliche zu versuchen und den Mund wieder zu öffnen zum Gebet. Einfach um nicht im Schweigen zu ersticken, um die erkeimende Hoffnung offenzuhalten, um „dennoch" zu sagen. Gleichsam um feurige Kohlen auf Gottes Haupt zu sammeln, um zu sagen: Wenn du mich auch läßt – ich lasse dich nicht!

Ich glaube, man kann ein Liebeslied zu Gott nicht nur singen, wenn man fraglos mit ihm eins ist, sondern auch, wenn man ihn von Herzen sucht, ohne ihn schon gefunden zu haben, wenn man um ihn wirbt, ihn um seine Nähe bittet. Und so habe ich die neu erwachte Sehnsucht meines Herzens da hineingelegt und gesagt: Gott, ich wünschte mir, du wärest nahe! Gott, ich traue dir zu, daß du mich hörst, meine Sehnsucht beantwortest, daß du mich liebst. Ich warte auf dich; ich halte mich an dir fest, ob du willst oder nicht. Ich rufe nach dir: „Rette mich!" oder auch einfach nur: „Hab mich lieb!"

Weil es Abend wird, gib mir deine Hand

Allmählich wurden die Stunden häufiger, da der Schmerz, die Angst, die Lähmung wichen; da freilich auch die Sorge, der Wunsch, wieder Verantwortung zu tragen, noch schwiegen; Stunden, in denen nur eines zählte: daß ich nun doch noch dem Unheil entronnen war. Noch halb ungläubig spürte ich, daß der Druck wich, und Erschöpfung und Glück mischten sich zu gleichen Teilen. Ich wußte, daß ich dem Leben noch längst nicht gewachsen war, und fürchtete noch jeden Windhauch. Ich brauchte einen Menschen neben mir, der mir die Hand reichte, der mir versicherte, er würde mich schützen, wann immer ich ihn um Schutz bäte, wenn je das Dunkel mich noch einmal erreichen sollte. Das waren Stunden, in denen der gewöhnliche Alltag für mich noch viel zu schwierig, viel zu verwirrend war, da alles noch klein und übersichtlich sein mußte, daß ich es ertrug. Auch die Arbeit, die ich dann tat, mußte einfach sein, und der Umgang mit einem Stück Natur gelang sicherer als mit einem Stück Technik. Leichter fiel es mir sogar, ein Blumenbeet zu jäten als einen Essenstisch zu decken . . .

Es tat gut, mit der Erde verbunden zu sein, sich an ihr zu ermüden. Wenn ich es gekonnt hätte, hätte ich gern getöpfert, Körbe aus Rohr geflochten, eine Weidenflöte geschnitzt, so roh und unbeholfen auch all die Ergebnisse ausgefallen wären, sind doch meine Hände schon in gesunden Tagen recht ungeschickt. All meine Versuche, ganz einfache Dinge zu tun, taten wohl in dieser Zeit.

Auch die Musik, die ich damals wieder zu lieben begann, sollte ganz einfach sein: am liebsten nur eine Stimme, nur ein Instrument, und auch das mit keinem allzu großen Klangvolumen: eine Laute etwa, eine Flöte, kein Klavier oder gar eine Orgel. Ruhige, einfache Melodien suchte ich, auch manches aus der Gregorianik und der byzantinischen Kirchenmusik. Darin konnte ich meinen Platz wiederfinden – in einer gewaltigen Sinfonie, im Zusammenspiel eines großen Orchesters wäre ich mir verloren vorgekommen, wäre ich untergegangen.

Ich las damals in der Zeitung, daß irgendwo per Annonce die Stelle eines Schäfers ausgeschrieben worden sei und daß fast einhundertfünfzig Bewerbungen eingegangen seien. Fern von der Idee, etwa für mich selber an so etwas zu denken, konnte ich doch gerade in dieser Zeit gut verstehen, daß Menschen aus ihrem geordneten und doch so verwirrenden Leben ausbrechen möchten in ein einfaches, einsames (auch wenn dabei wohl Illusionen über das Schäferdasein eine große Rolle spielen). Wieder ganz klein, wieder ganz unten anfangen, in jeder Hinsicht, das war für mich auch ein Weg zur Heilung.

Weil es Abend wird,
gib mir deine Hand.
Eine Flöte irrt
fern im Weideland.

Da die Herde schon
sich ins Graue zieht,
bläst mit gleichem Ton
noch der Hirt sein Lied.

Hat den Flötenschaft
sich vom Strauch geschnitzt
als der junge Saft
durch das Holz gespritzt.

Saft, der aufwärts drang
aus dem Wurzelhaus!
Und so spricht der Klang
alle Erde aus.

Durch den Abend weit
aus der Flöte schallt's
schwer von Süßigkeit
und von Tränensalz.

Keine Lippe hat
unser Los erfragt.
Eine schmale Statt
ward uns zugesagt.

Drängt sich Tier an Tier
und die Wolken wehn –
Sprich, wie sollen wir
diese Nacht bestehn?

Und nun schweigt der Hirt
fern im falben Land.
Weil es Abend wird,
gib mir deine Hand.

In diesem Gedicht von Werner Bergengruen fand ich etwas von diesem Erleben wieder. Auch und gerade in dem „Weil es Abend wird, gib mir deine Hand". Abend – mit der Depression war ein Stück Leben unwiderruflich zu Ende gegangen, jenes Leben, da ich noch meinen konnte, der menschlichen Trostlosigkeit seien Grenzen gesetzt, bis mich die Krankheit eines anderen belehrte. Von da ab brachte jeder Abend, mehr oder weniger deutlich, die Angst zum Vorschein, ob es wohl wieder einen Morgen geben würde. Und darum brauchte ich die Hand, die mich hielt, um in das Dunkel hineinzugehen – in der Hoffnung, daß ich das Licht des neuen Tages unversehrt erreichen würde.

Ein Stern komme, meine Angst zu beruhigen

Ein Text ganz anderer Art hat mir Ähnliches bedeutet, das „Gebet des kleinen Füllens" aus der Sammlung „Jedes nach seiner Art . . . Kreaturen vor ihrem Schöpfer" von Carmen Bernos de Gasztold*. In diesem kleinen Bändchen fantasievoller und hintergründiger Gebete, die allen möglichen Tieren in den Mund gelegt werden, fand ich dies eine, das es mir ermöglichte, von meiner Angst zu sprechen, ohne gleich ihre ganze Schwere ausbreiten zu müssen:

*Vgl. dazu auch Carmen Bernos de Gasztold, Gebete aus der Arche, 10. Auflage, Mainz 1976.

Lieber Gott,
das Gras ist so frisch!
Meine Hufe stecken voller Luftsprünge.
Aber warum dann dieser Schrecken in mir?
Ich laufe,
und meine Mähne hängt sich fest am Wind.
Ich laufe,
und Düfte zerstäuben auf meinem Herzen.
Ich laufe,
stolpernd über meine Freude,
und bin Gefangener meiner allzu weiten Augen,
meiner Augen, die allzu lebhaft sind,
die in der Welt verstreute Unruhe zu fassen.
Lieber Gott,
wenn die fremde Nacht
um die Grenzen des Tages streicht,
laß dich rühren
von meinem klagenden Ruf,
daß ein Stern komme
und meine Angst sich beruhige.
Amen.

„Daß ein Stern komme und meine Angst sich beruhige." Wie oft habe ich diesen Satz verwandt! Schon lange vor Beginn der eigentlichen Depression, als Stimmungsschwankungen darauf hinwiesen, daß irgend etwas mit mir nicht so war, wie es sein sollte, habe ich ihn genommen, um meinem Mann mitzuteilen, daß es mir nicht gut ging. In der Zeit, in der wir noch an unseren Dissertationen schrieben, machten wir oft nächtliche Spaziergänge vor dem Schlafengehen. Und es gab Abende, in denen mir das Dunkel draußen solche Furcht einjagte, daß ich keinen Fuß über die Schwelle setzen mochte. Und eigenartig: das Licht eines einzigen Sternes bewirkte mehr als alle Straßenlaternen zusammen, daß das Dunkel durchbrochen wurde und ich mich doch in die Nacht hineinwagte. Damals ahnte ich nicht, warum es diesen Schrecken in mir gab. Ich spürte nur dumpf, daß es Geschehnisse gab, an denen ich festhing und die in ungeahnten Tiefen an Wunden rührten, von denen ich nichts wußte.

Nach der Krankheit, als ich meine ersten Gehversuche zurück ins Leben machte und oft genug verstört von diesen Ausflügen zurückkehrte, habe ich auch immer wieder auf einen Stern gewartet, der meine Angst beruhige. Ob ich nun lang oder kurz warten mußte – er hat sich immer wieder gezeigt, in vielerlei Gestalt. Ob ich auch ohne ihn meinen Weg gewagt hätte, darüber nachzudenken scheint mir jetzt müßig. Und ich hoffe darauf, daß er sich auch in Zukunft immer wieder zeigen wird.

Manchmal habe ich mich selber gewundert, welche Texte in dieser Zeit der Krankheit und Genesung eine hilfreiche Rolle spielten: Vor allem alte waren es, Psalmen und Choräle, manche schlichte auch ohne großen künstlerischen Anspruch. Eines freilich hatten sie gemeinsam: Sie waren mir seit langem vertraut, zumindest ihrer Art nach, sie gehörten zu denen, mit denen ich überhaupt oft umgehe. Bei einigem Nachdenken wurde mir dann deutlich, daß es während der Depression für mich keine Möglichkeit gab, mir irgend etwas Neues zu erschließen – die Kraft dazu hätte ich gar nicht aufgebracht. Ich mußte leben von dem, was ich schon vorher zur Hand hatte; aus dem, womit ich auch früher umgegangen war, mußte mir Hilfe erwachsen. Wäre mir moderne, ja allermodernste Lyrik vertraut gewesen, ich bin sicher, auch da hätte es manches gegeben, worin ich mich hätte wiedererkennen können.

Und so wird die Auswahl hilfreicher Texte wohl stets sehr persönlich sein. Doch eines, scheint mir, läßt sich verallgemeinern: Soll einem in der Krankheit irgendein Wort zu Hilfe kommen, dann muß es schon vorher im Menschen bereitgelegen haben. Und darum ist es wohl wichtig, sich in gesunden Tagen gleichsam einen Schatz zu sammeln, von dem man dann – hoffentlich – in der Krankheit zehren kann. Gewiß wird es dann immer so sein, daß das meiste „gewogen und zu leicht befunden“ wird, doch auf die Menge kommt es dann ohnehin nicht mehr an. Wenn wenigstens das eine und andere dabei ist, was trägt, dann ist das schon viel.

Selbst wenn mancher Choral auch Gedanken enthielt, die ich durchaus nicht teilen möchte, so waren doch gerade sie eine wertvolle Hilfe. Wahrscheinlich spielte dabei auch eine Rolle, daß ich sie auswendig kannte (denn das Lesen in Büchern war oft zu beschwerlich), daß ich auch ihre Musik ins Herz geschlossen hatte. Etwa bei dem Schlußchoral aus Johann Sebastian Bachs Johannes-Passion:

> Ach Herr, laß dein' lieb' Engelein
> am letzten Tag die Seele mein
> in Abrahams Schoß tragen;

den Leib in sein'm Schlafkämmerlein
gar sanft, ohn' ein'ge Qual und Pein,
ruhn bis am Jüngsten Tage!
Alsdann vom Tod erwecke mich,
daß meine Augen sehen dich,
in aller Freud, o Gottes Sohn,
mein Heiland und Genadenthron!
Herr Jesu Christ, erhöre mich,
ich will dich preisen ewiglich!

Ich hätte mich nicht festlegen wollen auf die Vorstellung des Chorals, daß im Tode Leib und Seele sich trennen. Aber was mich lockte, war der Gedanke, Gott würde am Ende mich aufnehmen in Abrahams Schoß, in sein Reich. Er würde mich ewig müden Menschen schlafen lassen, ausschlafen, bis ich endlich einmal erwachen würde ohne Blei in den Gliedern. Ich habe während der Krankheit oft gesagt, daß ich mich auf den Tod freue als auf den großen Schlaf, daß ich mir dies von Gott zuallererst wünschen werde (wenn ich mir etwas wünschen darf), daß für mich gleichsam die Auferstehung der Toten ruhig ein wenig auf sich warten lassen darf, damit ich am Jüngsten Tag ausgeschlafen sein kann! Und ich habe gehofft, daß danach ein neues Leben beginnt, ein ganz anderes als das bisherige. Und allein schon diese Hoffnung, diese Aussicht auf Glück gab mir manchmal die Kraft, Gott zu preisen.
Zuweilen denke ich, daß die Depression auch so etwas ist wie eine vorweggenommene Todesangst – Angst, daß das Leben unwiderruflich zwischen den Händen zerrinnt. Und ich meine, daß manches von dem, was Menschen zu trösten vermag in ihrer Furcht vor dem Ende, auch den Weg begleiten kann durch die Depression. Denn daß es nach dieser Trostlosigkeit ein Weiterleben gibt, vielleicht gar gesünder und glücklicher als zuvor, mag für den, der es erlebt hat, ein Wunder sein wie die Auferstehung der Toten.

Predigten aus der Erfahrung der Depression

Gott, gib mir Mut zu ändern, was ich ändern kann
(Silvester)

Vielleicht kennen einige von Ihnen die „Chassidischen Geschichten", kurze Symbolgeschichten, gesammelt von frommen Juden im Rußland des 18. Jahrhunderts. In einer Zeit innerer und äußerer Bedrängnisse versuchte man in kurzen Erzählungen und Sprüchen das Wesentliche des Glaubens zu bewahren und weiterzugeben. Viele dieser Geschichten sind geeignet, auch uns – Christen des 20. Jahrhunderts – zum Nachdenken anzuregen.
Da wird erzählt von dem Rabbi Susja, er habe kurz vor seinem Tod geäußert: „In der kommenden Welt wird man mich nicht fragen: ‚Warum bist du nicht Mose gewesen?' Man wird mich vielmehr fragen: ‚Warum bist du nicht Susja gewesen?'" Man wird mich nicht fragen: Warum hast du nicht das Maß erreicht, das der größte und gewaltigste Glaubende unserer Religion gesetzt hat, sondern man wird mich fragen: Warum hast du nicht das Maß erfüllt, das Gott dir ganz persönlich gesetzt hat? Warum bist du nicht das geworden, was *du* eigentlich hättest werden sollen?
Vielleicht geht es Ihnen ähnlich wie mir: Da wird immer wieder erzählt von den Taten großer Christen, und dann stellt sich die Frage: Warum er und ich nicht? Von Mutter Teresa wird erzählt, die jeden Morgen durch die Straßen Kalkuttas geht und die Ärmsten der Armen, die Sterbenden ohne ein Dach über dem Kopf und ohne eine tröstende Hand einsammelt, um ihnen wenigstens in ihren letzten Stunden beizustehen, liebe Worte ins Ohr zu flüstern und sie in den Tod hinein zu begleiten. – Oder von Charles de Foucauld, der seine Bleibe aufschlug mitten unter verfeindeten Stämmen der Sahara als Vermittler und Fürsprecher, und der bis heute genügend Nachfolger gefunden hat, die wie er gerade an den Plätzen der Welt leben, wo es schwierig ist, wo Menschen nicht mehr weiter wissen. – Oder denken wir an Martin Luther King, der selbst angesichts von Morddrohungen seinen Einsatz für die rechtlosen Farbigen in den USA nicht aufgegeben hat und schließlich auch dabei umgebracht worden ist. – Unendlich viele solcher Vorbilder lassen sich finden. Manchmal ermutigen sie uns, manchmal aber flößen sie auch Furcht

ein; nämlich wenn wir spüren, daß wir dem Maß nicht standhalten, das sie gesetzt haben. Gerade an einem Silvesterabend drängen sich vielleicht solche Gedanken auf. Da fällt uns ein, mit wievielen Hoffnungen und guten Vorsätzen wir dieses Jahr begonnen haben, und machen die schmerzliche Erfahrung, daß doch nur ein Bruchteil davon in Erfüllung gegangen ist. Wir haben unser Leben nicht so sehr geändert, wie wir es uns vielleicht vorgenommen hatten.
In dieser Situation könnte uns die chassidische Geschichte trösten: Man wird uns einmal nicht fragen: Warum bist du nicht Mutter Teresa, nicht Charles de Foucauld, nicht Martin Luther King gewesen? Man wird uns nicht an unendlich großen, unerreichbaren Vorbildern messen. Gott wird es uns nicht zum Vorwurf machen, daß wir nicht wie Sterne am Himmel seiner Heiligen geleuchtet haben, er wird uns nicht im Nachhinein verurteilen, daß wir nicht heilig geworden sind. Er wird uns keinen Strick daraus drehen: Er wird vom Lahmen nicht erwarten, daß er vor ihm tanzt wie einst David vor der Bundeslade, er wird einen Blinden nicht schelten, weil er das vor den Augen Liegende nicht sieht. Er wird von einem Traurigen nicht erwarten, daß er ihm in Fröhlichkeit dient, von einem Müden nicht, daß er mit frischer Kraft ausschreitet auf seinem Weg. Er wird von einem Kranken nicht erwarten, was nur ein Gesunder leisten könnte.
Aber damit ist die Geschichte noch nicht zu Ende. Eine Frage wird nämlich doch gestellt: Warum bist du nicht Susja gewesen? Warum bist du nicht der gewesen, der du sein solltest? Vielleicht starren wir auch deshalb manchmal so gebannt auf große Vorbilder und nehmen uns Unerreichbares vor, um uns letztlich vor der Mühe zu drükken, der zu werden, der wir sein sollten und auch könnten. Ich glaube fest, daß jeder Mensch in irgendeiner Weise zur Vollendung kommen soll und kommen kann. Ich glaube fest, daß Gott für jeden ein ganz persönliches Maß gesetzt hat, das erfüllt werden will: ein Maß für den Unbegabten, ein Maß für den Ängstlichen, ein Maß für den Traurigen, ein Maß für den Kranken. Ein kleines, bescheidenes Maß vielleicht, aber eines, das trotzdem erfüllt werden will. Nicht weil ich nichts wirklich Großes erreichen kann, brauche ich mich gar nicht anzustrengen. Nein, man wird mich einmal fragen: Warum bist du nicht Susja gewesen? und ich werde darauf antworten müssen. Man wird mich fragen, warum ich nichts gemacht habe aus den Umständen, unter denen mein Leben nun einmal verlaufen ist. Man wird mich nicht fragen: Warum bist du so oft traurig gewesen? Sondern: Was hast du gemacht aus deiner Traurigkeit? Hast du mit deiner

Traurigkeit ein Gespür dafür bekommen, wie schwierig auch das Leben anderer sein kann, wie niederdrückend, und hat dich das ein wenig geduldiger, ein wenig feinfühliger, ein wenig zurückhaltender in deinem Urteil gemacht? Man wird mich nicht fragen: Warum bist du so oft krank gewesen? Sondern: Was hast du aus deiner Krankheit gemacht? Wie hast du den Freiraum genützt, den deine Krankheit dir eingeräumt hat? Du bist nicht zu jeder Zeit verpflichtet gewesen, zu arbeiten und für deinen Lebensunterhalt zu sorgen, du hast viel freie Zeit gehabt. Wozu hast du sie verwendet? Zu nutzlosem Gejammer nach dem Muster: Wäre doch! und Könnte nicht?! oder dazu, in aller Bescheidenheit anderen immer wieder einmal eine Freude zu machen? Und sei es einfach durch die Zeit, die du hattest zum Zuhören? Ich möchte es noch einmal wiederholen: Ich glaube fest daran, daß jeder Mensch zur Vollendung kommen kann.
Es gibt ein altes Gebet, das gerade von Menschen in schwierigen Lebenslagen immer wieder gebetet wurde und gebetet wird. Es ist recht kurz, man kann es sich leicht merken. Es lautet: „Gott, gib mir Mut, zu ändern, was ich ändern kann. Gib mir Demut, um hinzunehmen, was ich nicht ändern kann. Und vor allem gib mir Weisheit, das eine vom anderen zu unterscheiden." Ich glaube, darauf kommt es an: wirklich anzugehen gegen das, was in unserem Leben anders werden müßte, uns nicht die Zähne auszubeißen an dem, was unabänderlich ist, und vor allem, dies beides auseinanderzuhalten. Ich möchte Ihnen diesen Spruch mitgeben auch als Stütze und Wegweiser für das kommende Jahr: „Gott, gib mir Mut, zu ändern, was ich ändern kann. Gib mir Demut, um hinzunehmen, was ich nicht ändern kann. Und vor allem gib mir Weisheit, das eine vom anderen zu unterscheiden."

Ein zuverlässiger Beistand bis ins tausendste Geschlecht
(Silvester)

Ich, dein Gott, will, daß du dich mir ganz zuwendest. Ich strafe die Schuld der Väter an den Kindern, Enkeln und Urenkeln, bis ins dritte und vierte Geschlecht. Aber ich bin ein gnädiger Gott, ein zuverlässiger Beistand für alle, die sich mir ergeben, bis ins tausendste Geschlecht (Ex 20,5f).

Es ist ein uralter Brauch, wenn sich das Jahr zu Ende neigt und das neue beginnt, eine Weile zu verharren in Rückblick und Ausschau.

Manchmal kommt dann wie von selbst die Frage auf: Wie habe ich gelebt im letzten Jahr? Und Vorsätze werden geschmiedet. In einer solchen Stunde kann es geschehen, daß einem ein Text wie dieser in den Sinn kommt, ein Text aus den Zehn Geboten im Alten Testament, der uns mit Gottes Willen konfrontiert und in dem Gott selber sagt, wie er mit Gehorsamen und Ungehorsamen umzugehen gedenkt.

Auf den ersten Blick mag es uns unverständlich und ungerecht erscheinen, wenn es da heißt: „Ich strafe die Schuld der Eltern an den Kindern, Enkeln und Urenkeln, bis ins dritte und vierte Geschlecht!" Denn was können die Kinder, Enkel und Urenkel für die Sünden der Eltern, die sie sich schließlich noch nicht einmal aussuchen konnten? Wie kann Gott so grausam sein, sich an Unschuldigen zu rächen? Soll nicht nur der büßen, der sich verfehlt hat?

Manchmal denke ich: Wie schön, wenn es so wäre, daß jeder nur für seine eigenen Fehler bestraft würde! Aber leider ist es nicht so. Das Leben auf unserer Erde entwickelt sich nun einmal nicht nach unserem eigenen Gerechtigkeitssinn. Es ist bei uns Menschen durchaus so, daß Kinder und Enkel für die Sünden und Torheiten ihrer Eltern büßen müssen, im Großen wie im Kleinen. Wenn Erwachsene in ihrer Dummheit und Verbohrtheit meinen, es müsse Krieg geben, dann leiden wahrhaftig nicht nur sie, sondern auch die Kinder und Enkel darunter. Wenn wir uns heute einbilden, wir dürften unsere Umwelt willkürlich ausbeuten und zerstören, um unseren Lebensstandard zu halten, dann werden unsere Nachkommen vermutlich weit über das dritte und vierte Geschlecht hinaus die Zeche bezahlen müssen. Jede Schuld, jede Torheit, jede Vermessenheit löst eine Lawine von Unheil aus, die man nicht mehr bremsen kann. Im Kleinen ist das genauso: Manchmal liest man in der Zeitung von irgendeiner schrecklichen Untat, die jemand begangen hat, so daß man sich fast fragt: Wie kann nur ein Mensch so etwas Schreckliches tun?! Aber wenn man der Sache nachgeht, dann entdeckt man fast regelmäßig: Da hat einer seine Kindheit verbracht ohne jede Liebe, jede Geborgenheit, war unerwünscht, ist herumgestoßen, von Heim zu Heim geschickt worden. Seine Eltern hat er kaum gekannt, oder sie haben mehr im Gefängnis gesessen als für ihr Kind gesorgt, oder haben getrunken, in ständigem Streit miteinander gelebt –. Und wenn man weiter fragt nach den Großeltern, dann kommt häufig ein ähnliches Bild zum Vorschein – eine Kette des Unheils, die anscheinend niemand zerreißen kann.

Nein, wir brauchen uns dieses Bibelwort nicht so zu erklären, als ob Gott eine Schuld strafen würde bis ins dritte und vierte Geschlecht, die eigentlich schon längst vergessen und vergeben ist. Vielmehr will uns dieser Text daran erinnern, daß es eine traurige Wirklichkeit unter uns Menschen ist: Schuld löst eine Lawine von Unheil aus. Daran sollten wir denken, wenn wir in Versuchung sind, unser Leben recht großzügig auch einmal auf Kosten anderer zu leben. Manchmal können wir schon fast von Glück sagen, wenn der Erdrutsch wenigstens drei, vier Generationen später gestoppt wird, wenn wir nicht das Gefühl haben müssen, in alle Ewigkeit sei nicht mehr einzuholen, was da einer an Unheil angerichtet hat. Denn manch einer möchte schon verzweifeln angesichts unserer Hilflosigkeit, möchte eingreifen und zum Guten wenden, und vermag es doch nicht, muß zusehen, wie alles immer weiter geht, kann den Lauf der Dinge nicht aufhalten.
Aber vielleicht kann gerade dann, wenn wir unsere Ohnmacht so deutlich erfahren, uns der zweite Satz dieses Textes Zuversicht geben: „Ich bin ein gnädiger Gott, ein zuverlässiger Beistand für alle, die sich mir ergeben, bis ins tausendste Geschlecht." Vom Unheil wird gesagt, es werde Folgen haben bis zu den Enkeln und Urenkeln, vom Heil aber, es werde sich wie ein roter Faden durch die Geschichte ziehen bis ins tausendste Geschlecht, bis hin zu Menschen, die irgendwann einmal in weiter Zukunft leben werden und gar nicht ahnen, daß sie von den guten Taten ihrer Vorfahren in grauer Vergangenheit zehren. Ein gnädiger Gott bis ins tausendste Geschlecht – welch eine Verheißung! Sie sagt zuallererst einmal, daß es überhaupt noch Menschen nach uns geben wird, unsere Nachfahren, in weiter Zukunft, daß das Leben nicht zugrunde gehen, sondern sich weiterentwickeln wird. Wir brauchen keine Angst zu haben vor der Übermacht des Bösen, auch nicht vor den Folgen unserer eigenen Sünden: Sie werden nicht stark genug sein, das Leben auszulöschen – dafür steht Gottes Heilszusage. Er wird das Gute vergelten selbst noch da, wo die Erinnerung von Menschen schon längst versagt hat. Welch eine Zukunftsperspektive für jeden Menschen: Was immer er Gutes tut, wird Frucht tragen bis hin zu Menschen, die seinen Namen längst nicht mehr kennen. Jede Hand, die sich zur Versöhnung ausstreckt, jeder Mantel, der geteilt wurde, jedes liebevolle Wort und jede unerschrockene Tat – nichts wird so rasch wieder vergessen sein, alles wird sich tausendfach lohnen für die Menschen, die nach uns geboren werden. Gott selber macht sich zum Garanten dafür, daß

wir nicht einfach so ins Leere hinein gut sein sollen, sondern daß er sehen, belohnen und bewahren wird, was immer wir an Gutem versucht haben.
Vielleicht kann für manch einen diese Verheißung eine Stütze sein, gerade dann, wenn er meint, es würde von ihm immer wieder so viel Gutes erwartet, ohne daß er ein Echo darauf bekommt. Wer stets als erster die Hand zur Versöhnung ausstrecken und einen Anfang machen soll, wer schon mehr als siebzig mal sieben Mal vergeben hat, wer schon mehr als einen Mantel geteilt hat, der mag sich schon einmal überfordert fühlen. Oder wer sich aufgrund seiner schwierigen Veranlagung übermächtig anstrengen muß, um nur halb so geduldig, so zugänglich, so großzügig, so treu zu sein wie die andern, und niemand ahnt es und niemand dankt es und alle nehmen es für selbstverständlich, der mag vielleicht ein wenig Kraft daraus schöpfen, daß Gott zu belohnen versprochen hat, bis ins tausendste Geschlecht.

Wider die Resignation?
(Im Anschluß an einen Hirtenbrief „Wider die Resignation")

Wider die Resignation wird viel gesprochen, und das ist gut so. Denn es geschieht doch immer wieder: Man hat einen großen Plan für eine wichtige Sache gemacht, und dann zieht sich unerwartet alles in die Länge, unvorhergesehene Schwierigkeiten türmen sich auf. Irgendwann kommt der Augenblick, wo man sagt: Ich kann nicht mehr. Wenn dann einer kommt und macht Mut, fordert uns auf, den Kopf nicht hängen zu lassen, sondern weiter zu machen, wenn einer vielleicht sogar ein wenig mithilft, die dicksten Brocken aus dem Weg zu räumen, dann gelingt es oft, die Sache doch noch einmal in Angriff zu nehmen. Und wenn dann das Ziel erreicht ist, preist man sich im Rückblick glücklich, daß im entscheidenden Augenblick jemand gekommen ist, der wider die Resignation gesprochen hat. Es wäre doch unendlich schade gewesen, hätte man so kurz vor dem Ziel aufgegeben!
Das ist die eine Seite, und sie soll durch die folgenden Überlegungen nicht in Frage gestellt werden. Ich möchte jedoch sagen, daß es auch noch die andere Seite gibt. Es gibt Menschen, die tatsächlich irgendwann in ihrem Leben keine Kraft mehr haben zum Weitermachen, denen kein Appell und kein kurzfristiger Beistand die Resignation abnehmen kann, die durch „Kopf-Hoch!"-Parolen und durch ein „Es-wird-schon-nicht-so-schlimm-Werden!" nur noch tiefer in ihre

Hoffnungslosigkeit getrieben werden. Und es gibt auch Situationen, in denen nichts mehr zu hoffen ist, in denen die Resignation die einzig mögliche Antwort ist. Ich denke an Kranke, denen der Arzt gesagt hat, daß ihre Lage im günstigsten Fall so bleiben, höchstwahrscheinlich aber sich unaufhaltsam zum Ende hin entwickeln wird. Ich denke an Eltern mit einem behinderten Kind, die jahrelang all ihre Kraft dahinein investiert haben, die Behinderung ihres Kindes wenigstens zu lindern und teilweise rückgängig zu machen, und die irgendwann feststellen, daß alles umsonst war, daß die Behinderung stärker war als alles menschliche Bemühen. Es hat keinen Sinn, davor dann ein Leben lang die Augen zu verschließen und sozusagen aus Prinzip nicht zu resignieren.

Nein, es hat nicht nur keinen Sinn, es macht die Sache sogar noch schlimmer. Da kann es geschehen, daß eine Mutter jahrelang davor die Augen verschlossen hat, daß ihr erwachsener Sohn psychisch schwer krank, vermutlich sogar unheilbar ist, und dieses die Augen-Verschließen hat sie auf die Dauer so viel Kraft gekostet, daß sie selber krank geworden ist. Nun kann sie ihrem Sohn erst recht keinen Halt mehr geben. Ich glaube, bei allem Reden wider die Resignation müssen wir nüchtern bleiben. Es gibt Realitäten, vor denen man nur resignieren kann, und was eine solche Realität ist, kann nur der einzelne, der sie verkraften muß, sagen. Was beim einen den Willen zum Widerstand und die Hoffnung wider alle Hoffnung hervorlockt, löst beim anderen tiefe Verzweiflung aus. Vor beiden Möglichkeiten sollten wir Hochachtung haben, und den andern, wie auch immer er reagiert, nicht im Stich lassen: den, der Mut braucht zum Weiterhoffen, ermutigen; den aber, der einen Gefährten braucht bei dem Versuch, das Unerträgliche zu ertragen, wenigstens nicht allein lassen.

Denn es ist eine große Gefahr zu meinen: Dort, wo Mut gemacht wird, lebt es sich leichter. Also wird man jedem Mut zu machen versuchen, um nicht zusammenleben zu müssen mit Menschen, die keine Hoffnung mehr haben und deren Leben dann doch immer einen Schatten wirft auf unser eigenes. Es ist gefährlich, die eigene Kraft zum Hoffen zum Maßstab zu machen dafür, wie lange der andere der Resignation widerstehen müßte, und ihn abzuschreiben, wenn er früher aufhört. In einer christlichen Gemeinde sollte es gerade nicht so sein, daß die Starken und Widerstandsfähigen das Maß bestimmen, und die Schwachen und Kleinmütigen selber sehen müssen, wo sie bleiben. Gerade die, die nicht mehr weiterhoffen können, verdienen die besondere Aufmerksamkeit. Vielleicht, daß ihnen dann wider Erwarten nach langer Zeit doch noch ein neuer Anfang möglich ist, vielleicht aber auch, daß sie wenigstens am Ende sagen können, die Brüderlichkeit der Gemeinde sei ein kleiner Ausgleich geworden für entgangene Hoffnung.

Darum sollte sich jeder einzelne immer wieder fragen, ob er nicht geneigt ist, Resignierende im Stich zu lassen. Gewiß ist ein hoffnungsloser Mensch schwer zu ertragen, gewiß ist es leichter, einem zu helfen, der selbst innerlich schon entschlossen ist, sich irgendwie durchzuwursteln. Aber ich glaube fest, daß ein Mensch, der seinen Platz sucht neben einem, der nicht mehr weiter kann, und geduldig und unbeirrt mitzutragen versucht, auch wenn ihm noch so oft nach Flucht zumute ist – daß dieser Mensch wirklich etwas lebt von der Nachfolge Jesu. Er löscht – wie Jesus – nicht den glimmenden Docht und bricht nicht das geknickte Rohr, er trägt des andern Last, wie der Apostel Paulus uns mahnt.

Und noch etwas gilt es zu bedenken: Wenn wider die Resignation gesprochen wird, dann müßte wohl jeder sich fragen, wo er selber für andere zum Grund für Resignation geworden ist. Wenn es um die großen Zusammenhänge geht, um die Politik, die Gesellschaftsordnung, die Gesamtentwicklung in der Kirche, dann sind für diese Gewissenserforschung natürlich auch erst einmal „die Großen“ selbst angesprochen, die Politiker, die Verantwortlichen in Gewerkschaften und Arbeitgeberverbänden, die Bischöfe. Und wenn von dieser Seite die Gefahren der Resignation beschworen werden, dann sagt das noch lange nicht, daß da etwa kein Gewissen zu erforschen wäre, im Gegenteil.

Aber wenn es um die kleinen und doch genauso erdrückenden Zusammenhänge geht, dann sind wir alle gefragt, ob wir jemanden durch unser Verhalten in die Resignation treiben: Eltern etwa und Lehrer, die einem Kind so lange immer neu bestätigen: „Aus dir wird nie etwas!“ – bis das Kind es selber glaubt und daraus die Konsequenzen zieht; oder Mitarbeiter in Behörden und Betrieben, die ihren Ermessensspielraum mißbrauchen, um weniger Leistungsfähigen und Behinderten keine wirkliche Chance zu geben. Vermutlich wächst auch in mancher Ehe die Resignation, wenn einer immer wieder zu spüren bekommt: Wirklich zusammenleben kann man nicht mit dir! Wir können einer für den andern durch unseren Starrsinn, durch die Härte und Selbstgefälligkeit unseres Urteils und durch die Beschränktheit unseres Horizonts zum Grund für Resignation wer-

den. Unser fantasieloses: „Das geht nicht, das ist nicht zu machen!" bringt wohl immer wieder Hoffnungen zum Zusammenstürzen. Daraus sollten wir uns kein leichtes Gewissen machen, denn einem Menschen die Hoffnung zu rauben, ist gewiß keine Kleinigkeit.
Es ist gewiß etwas Großes, Schwierigkeiten zu trotzen und Mut zu machen zum Vorwärtsschreiten. Aber wem es auferlegt ist, im Dunkel zu leben, der wird auch dort den Herrn finden, wenn seine Brüder ihn ihm zeigen.

Wollt auch ihr gehen?

„Viele von seinen Jüngern sagten, als sie Jesus hörten: Seine Rede ist hart, wer kann sie anhören? Jesus wußte im Innern, daß sich seine Jünger erregten, und er fragte sie: Ihr nehmt Anstoß? Was werdet ihr sagen, wenn ihr den Menschensohn dorthin aufsteigen seht, wo er vorher war? Der Geist macht lebendig, das Fleisch ist nichts wert. Die Worte, die ich zu euch gesprochen habe, sind Geist und Leben. Aber es gibt unter euch einige, die nicht glauben. Jesus wußte nämlich von Anfang an, wer ihn verraten sollte. Und er sagte: Deshalb habe ich zu euch gesagt: Niemand kann zu mir kommen, wenn es ihm nicht vom Vater gegeben ist. Von da an verließen ihn viele von den Jüngern und begleiteten ihn nicht mehr. Da sagte Jesus zu den Zwölf: Wollt auch ihr gehen? Simon Petrus antwortete ihm: Herr, zu wem sollen wir gehen? Du hast Worte des ewigen Lebens. Wir haben geglaubt und erkannt: Du bist der Heilige Gottes!" (Joh 6,60–69).

„Niemand, der die Hand an den Pflug legt und nochmals zurückblickt, taugt für das Reich Gottes!" Immer wieder tauchen im Neuen Testament solche Sätze auf, die eine allumfassende Nachfolge, eine radikale Hinwendung zu Jesus verlangen. Wer sich für ihn entscheidet, soll alles andere hinter sich lassen, soll Vater und Mutter vergessen, die Toten ihre Toten begraben lassen. Es sind Sätze, die auf Entscheidung drängen: Wer erreicht wird von der Botschaft Jesu, soll sich überlegen, was er eigentlich will, und seine Entscheidung dann entschlossen in die Tat umsetzen. Es wird uns überliefert, daß Jesus keine Kompromisse geschlossen habe, um Anstoß zu vermeiden, ja, daß er den Anstoß manchmal geradezu heraufbeschworen hat.
So ist es auch in unserem heutigen Text: Auf diese Rede hin entschließen sich viele, die Jesus bisher nachgefolgt sind, ihn nun doch zu verlassen, und Jesus macht keinerlei Anstalten, sie zu halten. Und

schließlich stellt er sogar die Frage an die Zwölf, seinen engsten Freundeskreis: „Wollt auch ihr gehen?" Aus der Antwort des Simon Petrus kann man mancherlei heraushören. Ganz gewiß heraushören kann man die Begeisterung: „Du bist der Heilige Gottes!" Man kann heraushören, daß er glaubt, verstanden zu haben, was Jesus mit seiner großen Rede verkündigen wollte, und daß er mit ganzem Herzen daran festhalten will.

Aber aus der Gegenfrage: „Herr, zu wem sollen wir denn gehen?" kann man auch noch etwas anderes heraushören. Es könnte nicht nur Begeisterung, sondern auch Traurigkeit darin stecken. Ich meine das so: Da sind nun Menschen lange mit Jesus unterwegs gewesen. Sie haben viel von ihm erfahren, und sie sind hellhörig geworden. Er hat ihre Aufmerksamkeit auf manches gelenkt, was sie vorher übersehen haben, etwa die Unzulänglichkeit der jüdischen Frömmigkeit, die Enge der Gesetzesauslegung, die die Armen und Kranken in ihrem Elend beläßt, die Hartherzigkeit und Unmenschlichkeit im Umgang mit Zöllnern und Sündern. Sie haben viel von Jesus gelernt, und hinter all die neuen und tiefen Einsichten können sie nun nicht mehr zurück. Wenn jetzt Jesu Verkündigung eine Richtung einschlägt, der sie nicht folgen möchten, dann sind sie ganz und gar heimatlos geworden. In ihre alten Überzeugungen können sie nicht mehr zurück, im Kreise ihrer ehemaligen Glaubensgenossen würden sie sich nie mehr wohlfühlen. Was bleibt ihnen anderes übrig, als bei Jesus auszuharren, auch wenn sein Weg nun in eine Richtung führt, die sie nicht mit ganzem Herzen bejahen können. Und auf die Frage: „Wollt auch ihr gehen?" können sie nur antworten: „Zu wem sollten wir denn gehen?" Ja, wirklich. Zu wem?

So ist es damals gewesen, und ich denke, so ist es auch heute. Auf die Frage Jesu: „Wollt auch ihr gehen?" kann man nicht nur antworten, indem man entweder wirklich geht oder indem man seine Worte mit Begeisterung aufnimmt und ihm mit ganzem Herzen folgt. Es gibt auch heute manche, die zurückfragen müssen: Ja, zu wem sollten wir denn gehen? Wer einmal der Botschaft Jesu begegnet ist, ist hellhörig geworden für viele Frage und Probleme und Nöte. Er hat es gelernt, weiter zu sehen als viele andere, die nur nach dem Augenschein urteilen oder gar nur nach der Bequemlichkeit des eigenen Herzens. Er könnte sich bei den Satten und Zufriedenen nicht mehr zu Hause fühlen. Und wenn dann manches kommt, was ihn enttäuscht an Jesus, wenn die Verkündigung so viele Fragen offenläßt, die für ihn wichtig, lebenswichtig sind, dann weiß er trotzdem nicht, wohin

sonst er gehen sollte. Keine Partei, keine Weltanschauung, keine Aktionsgruppe könnte nun noch Heimat werden.
Und so besteht unsere Kirche, unsere Gemeinde stets aus diesen beiden Gruppen: aus den Begeisterten, die sich mit Haut und Haar Jesus anvertraut haben und von ihm alle Weisung empfangen, und aus den andern, die von ihm nicht loskommen, weil sie einmal von ihm gehört haben, auch wenn er nicht alle ihre Fragen beantwortet und sie auf weiten Strecken allein läßt. Und obwohl beide Gruppen dazugehören und das gleiche Recht haben, sich Christen zu nennen, beherrschen doch bei uns meist die Begeisterten das Bild, und die andern werden an den Rand gedrängt. Manchmal geduldet, manchmal mitleidig-herablassend gerade noch mitgeschleppt, manchmal fast so, als ob man sich ihrer schämte. Dabei lebt doch die Kirche von all ihren Gliedern, auch von den Zweiflern. Manchmal denke ich, daß es gerade deshalb oft so wenig Leben in unseren Gemeinden gibt, weil die Zweifler an den Rand gedrängt werden und keine Stimme mehr haben.
Darum ist es wohl notwendig zu sagen: Wer sich wiedererkennt in denen, die auf Jesu Frage nach der Entscheidung zurückfragen müssen: Zu wem sollten wir denn gehen? – der braucht nicht an seiner eigenen Gläubigkeit und an seiner Zugehörigkeit zur Kirche zu zweifeln. Er braucht es nicht hinzunehmen, wenn andere das tun. Er darf sich wie alle andern im Herzen der Kirche wissen, darf überzeugt sein, daß auch er gebraucht wird, das Evangelium glaubwürdig weiterzugeben. Er braucht sich nicht zu entschuldigen, daß er so ist, wie er ist. Niemand weiß, warum es dem einen gegeben ist, begeistert zu glauben, und dem andern, sich ein Leben lang mit Gegenfragen abplagen zu müssen. Jedem wird es vom Vater gegeben, sagt Jesus, und damit müssen wir leben. Vielleicht bekommt manch einer seinen Zweifel ebenso von Gott zugeteilt wie andere ihren Glauben, und erst im Zusammenspiel zeigt sich, warum alles so sein muß.
Für die Begeisterten ist es darum wichtig, sich selber immer wieder kritisch zu prüfen, ob sie nicht allzu sehr das Feld beherrschen und andere an die Wand drücken. Nicht aus bösem Willen, nein, sondern eben aus Begeisterung. Zweifel und Gegenfragen lassen sich nun einmal nicht so laut bekennen wie der Glaube, und darum braucht es ständige Rücksichtnahmen. Und wenn auf diese Weise etwas mehr Stille und Schweigen entstünde in unserer Mitte anstelle von Bekenntnissen und Deklamationen, so würde dabei der Glaube gewiß keinen Schaden nehmen, im Gegenteil. Manchmal denke ich sogar,

daß für fast jeden im Leben einmal der Augenblick kommt, wo alle Begeisterung und Sicherheit zerfällt, wo wir zu Menschen werden, die Gott nicht lassen können, weil sie einmal von ihm gehört haben, und ihn nun nicht mehr vergessen können. Sie müssen die Stille und das Schweigen an Gottes Türschwelle aushalten, bis er kommt.

Über den Tod

„Gott hat den Tod nicht gemacht, und er hat keine Freude am Untergang der Lebenden." So steht es im Alten Testament (Weish 1,13). Gott hat uns Menschen für das Leben und nicht für den Tod geschaffen – das war die tiefe Glaubensüberzeugung aller Israeliten. Was aber ist dann mit dem Tod, der unter uns Menschen unübersehbar wirklich ist, damals wie heute? Wie sollen wir das verstehen, daß Gott uns Menschen nicht für den Tod, sondern für das Leben gemacht hat?

Eines ist gewiß: Auch die Menschen des Alten Bundes hatten ihre Fragen an diesen Glaubenssatz. In den Psalmen ist uns überliefert, wie sehr sie mit Gott gerungen haben. Sie haben die Frage: „Warum muß ich sterben?" keineswegs gottergeben hinuntergeschluckt, sondern hartnäckig immer wieder gestellt. Sie haben es Gott geradezu zum Vorwurf gemacht, daß er sie sterben läßt. Ja, sie haben ihn sogar der Inkonsequenz geziehen, denn „nur die Lebenden können dich preisen, Herr, nicht aber die Toten in ihrer Unterwelt!" Daß der Tod nicht von Gott kommt, daß er eigentlich überhaupt nicht sein soll, das stand fest, aber dabei blieben noch genug Fragen übrig.

Im Evangelium von der Auferweckung der Tochter des Jairus wird uns nun berichtet, wie Jesus dem Tod begegnete. Da wird an ihn die Not von Eltern herangetragen, deren Tochter im Sterben liegt und schließlich dann auch stirbt – eine Erfahrung, die auch uns nicht fremd ist. Was tut Jesus? Er geht nicht zu ihnen hin und sagt: Glaubt nur an Gott, er wird wissen, was er tut! Er tröstet die Eltern nicht mit frommen Worten über den Verlust ihres Kindes hinweg. Er sagt nicht: Es hat Gott, dem Herrn, gefallen, seine Tochter in die Ewigkeit abzuberufen. Im Gegenteil, er geht hin und ruft das Mädchen ins Leben zurück. Durch seine Tat bringt er zum Ausdruck: Es hat Gott gerade nicht gefallen, daß dieses Kind sterben mußte, denn es war für das Leben geschaffen.

In diesem Handeln Jesu wird der Glaube des Alten Bundes aufs tiefste bekräftigt: Gott hat den Menschen zum Leben geschaffen. Gott will all das Leid nicht, das der Tod in das Leben der Menschen bringt, er hat keine Freude am Untergang der Lebendigen. Ich glaube, es ist wichtig, daß wir uns das tief einprägen. Denn es hat immer wieder Versuche gegeben, den Tod doch zu rechtfertigen. Aber das Evangelium sagt es anders: Durch Jesu Handeln soll uns vor Augen gestellt werden, wie Gott ist – ein Gott der Lebenden und nicht der Toten.

Aber wie gehen wir dann um mit der schmerzlichen Erfahrung des Todes, unseres eigenen Todes wie des Todes all der Menschen, die wir lieben? Ich meine, wir sollten bei dem stehenbleiben, was die Schrift uns sagt, und nicht denken, wir müßten das Evangelium noch durch besonders kluge Antworten korrigieren. Das Evangelium aber sagt uns – genau so wie schon das Alte Testament –, wir sollten unsere Not mit dem Tod zu Gott tragen und ihn um Hilfe bitten. So wie die Eltern des schwerkranken Kindes Jesus um Hilfe anflehten, so sollen auch wir tun. Wir sollen Gott gleichsam immer wieder ins Gedächtnis rufen, wie schrecklich für uns der Tod ist. Wir sollen ihn immer wieder daran erinnern, daß er unsere einzige Hoffnung ist angesichts des Todes. Darum flehen wir in der Osternacht, in der Nacht, in der Christus vom Tode erweckt wurde, immer wieder zu Gott, er solle auch uns retten, so wie er seinen Sohn aus dem Tode herausgeholt habe. Wir rufen: „Komm und rette uns, zeige uns dein Angesicht, gib uns das Leben! Oder bist du, o Gott, ein Gott der Toten? Komm, sei uns nahe, damit wir leben! Denn du bist unser Gott: Warum müssen wir sterben? Denn nicht die Toten sprechen von dir, die Toten alle in ihrer Stille. Doch wir, die leben, rufen nach dir. Kehr dich nicht ab von uns, laß uns nicht sterben! Alle die Lebenden warten und hoffen“ (Huub Oosterhuis). Vielleicht sollten wir ein Gebet wie dieses nicht nur einmal im Jahr, an Ostern, beten, sondern immer wieder, wenn der Gedanke an den Tod uns bedrängt.

Manchmal denke ich, es wäre gut, wenn wir an dieser Stelle ein wenig innehielten und nicht zu rasch weitergingen. Wenn wir versuchten, uns selbst dahin zu bringen, so zu Gott zu sprechen und zu schreien. Wenn wir es fertigbrächten, allen nur halbwahren Trost hinter uns zu lassen. Er wird uns im Ernstfall ja doch im Stich lassen – da sollten wir uns nichts vormachen. Vielleicht müssen wir es erst wieder lernen, freimütig mit Gott umzugehen. Doch ich bin gewiß, daß Gott nichts daran liegt, daß Menschen aus ihrem Herzen eine Mördergrube machen und von „seinem unerforschlichen Ratschluß“ spre-

chen, wo sie doch nichts anderes fühlen als Schmerz und Leere im Angesicht des Todes.
Aber wenn wir hier lange genug innegehalten haben, dann geht es doch noch einen Schritt weiter. Denn seit Jesus von Nazaret wissen wir, wie Gott auf die Klage des Menschen angesichts des Todes antwortet. Jesus hat dem verzweifelten Synagogenvorsteher die Antwort an Gottes Statt gegeben: „Sei ohne Furcht, glaube nur!" Und dann vor allem: „Mädchen, ich sage dir, steh auf!" So lautet Gottes letzte Antwort auf unser Leid mit dem Tod: Ich will dich lebendig machen. An diesem einen Kinde wurde deutlich, was Gott eigentlich mit uns allen vorhat: Er will uns aus dem Tod herausholen zum Leben. Natürlich: Als Jesus dieses eine Mädchen ins Leben zurückrief, starben gleichzeitig so viele andere Menschen, und seither sind es unzählige mehr. Wir wissen nicht, warum das so ist, es gibt darauf keine Antwort. Mit dieser Frage müssen wir weiterleben. Aber wir wissen seitdem, was Gott in seinem Herzen fühlt angesichts des Todes seiner Menschen; wir wissen, was er am Ende mit uns allen vorhat. Und das könnte uns Hoffnung geben für unsere Toten, für uns selbst angesichts unseres eigenen Todes: Gott wird uns nicht vergessen, uns nicht vergehen lassen, er wird sich unser mit Liebe und Erbarmen annehmen. Und wenn wir schon nicht zu den wenigen gehören, von denen erzählt wird, er habe sie aus dem Tode zurückgerufen, so dürfen wir doch um so gewisser hoffen, daß er uns nicht im Tode lassen wird. Wann und wie für uns der große Tag kommen wird, das wissen wir nicht. Aber wir können hoffen, daß er seine Hand von uns nicht zurückziehen wird, denn „Gott hat den Tod nicht gemacht, noch hat er Freude am Untergang der Lebenden."

Über die Wiederkunft des Herrn
(Advent)

„Meine lieben Freunde, erinnert euch an das, was die Propheten Gottes vor langer Zeit gesagt haben. Denkt auch daran, was euch die Apostel im Auftrag unseres Herrn und Retters gesagt haben. Ihr müßt euch vor allem darüber im klaren sein: In den letzten Tagen werden Menschen auftreten, deren Leben von ihren Leidenschaften beherrscht wird. Sie werden sich über euch lustig machen und sagen: ‚Er hat doch versprochen, wiederzukommen! Wo bleibt er denn? Inzwischen sind unsere Väter gestorben, aber alles ist noch so, wie es seit Anbeginn der Welt war!' Aber, meine lieben Freunde, ihr dürft eines nicht vergessen: Beim Herrn

gilt ein anderes Zeitmaß als bei uns Menschen. Für ihn ist ein Tag wie tausend Jahre und tausend Jahre wie ein Tag. Der Herr erfüllt auch seine Zusagen nicht zögernd, wie manche meinen. Im Gegenteil, er hat Geduld mit euch, weil er nicht will, daß auch nur einige verlorengehen. Er möchte, daß alle Gelegenheit finden, von ihrem falschen Wege umzukehren. Doch der Tag des Herrn kommt unvorhergesehen wie ein Dieb. Dann werden die Himmel mit lautem Getöse zerfallen, die Himmelskörper in Feuer verglühen, und die Erde und alles, was auf ihr ist, wird sich auflösen. Wenn aber alles auf diese Weise vergeht, dann müßt ihr zusehen, wie ihr euch darauf vorbereitet. Wartet stets auf Gottes großen Tag, tut das eure hinzu, daß er bald kommt – der Tag, an dem die Himmelskörper in der Hitze schmelzen werden. Denn Gott hat uns einen neuen Himmel und eine neue Erde versprochen. Dort wird es kein Unrecht mehr geben, weil Gottes Wille regiert. Auf diese neue Welt warten wir" (2 Petr 3,2–13).

Der zweite Petrus-Brief, aus dem wir die heutige Lesung hörten, ist vermutlich das jüngste Buch des Neuen Testaments. Es wurde etwa hundert Jahre nach Jesu Tod geschrieben. Petrus war längst tot, die Generation seiner Schüler vermutlich auch. Die persönlichen Erinnerungen sind verblaßt, die schriftliche Überlieferung des Glaubens bekommt immer mehr Bedeutung. Irgendein unbekannter Verfasser hat den Namen und vor allem auch die Autorität des Apostelfürsten benutzt, um seine Gemeinden vor Irrlehren zu schützen. Das war damals ein durchaus übliches und ehrenwertes Mittel; unsere Vorstellungen vom „geistigen Eigentum" eines Autors dürfen wir da nicht zum Maßstab nehmen.

Aber selbst wenn wir das dem Verfasser zugute halten, bleibt da nicht doch noch ein Stück Reserve gegenüber einem solchen Text? Da wird eine kosmische Katastrophe geschildert, farbenprächtig wie in einem Science-fiction-Roman. Mögen auch solche Katastrophen im Weltall wirklich einmal geschehen – sie mit dem Kommen des Erlösers in Verbindung zu bringen, mutet doch fremd an. Und wenn wir den Brief ganz gelesen hätten, wäre vollends deutlich geworden: Dieses ganze Drama mit der allgemeinen Auflösung und dem Herniederkrachen der Gestirne dient einzig dem Zweck, den Frommen endlich Ruhe vor ihren Gegnern zu verschaffen. Der Weltenrichter kommt, um zu belohnen und zu bestrafen; den Frommen wird damit Mut gemacht, daß sie auf eine handfeste Vergeltung der Bösen hoffen dürfen.

Damit rückt der Text in ein Zwielicht, aus dem ich ihn auch nicht herausholen möchte. Aber eine Frage, die am Beginn auftaucht, stellt sich auch mir: Warum kommt der Herr nicht, wie er versprochen hat? Unsere Väter sind gestorben, und alles ist beim alten geblieben! Die Evangelien legen Zeugnis davon ab, daß Jesus sehr wohl mit einem baldigen Ende der Zeiten gerechnet hat, und die Enttäuschung der Gläubigen hundert Jahre danach ist nur zu verständlich. Aber was sollen dann wir sagen, die seit zweitausend Jahren warten? Damals hat es Menschen gegeben, die die Botschaft Jesu durch und durch vergeistigt haben, die erklärten, im Glauben geschehe schon hier und jetzt die Auferstehung der Toten und die Überwindung des Bösen in der Welt, der Ungerechtigkeit, der Todesverfallenheit; danach sei nichts mehr zu erwarten. Und im Laufe der Geschichte bis zum heutigen Tag haben sich Menschen mit diesem Gedanken immer wieder zu trösten versucht.

Doch in der ganzen Zeit des Neuen Testaments hat man gegen diese Vergeistigung und Verinnerlichung angekämpft, hat sie als Irrlehre gebrandmarkt, und ich muß zugeben, daß sie auch mich nicht so recht zu trösten vermag. Für den, der gestern einen geliebten Menschen verlor, der heute in Ungerechtigkeit und Unfreiheit leben muß, der auch morgen keine Aussicht hat auf einen menschenwürdigen Alltag – für den muß eine solche Vergeistigung wie ein Hohn wirken. Wer eine unheilbare Krankheit ertragen muß, mit quälenden Fragen seinen Tag beginnt, der wird davon wohl nichts wissen wollen, daß auch der Glaube ihm keine neue, bessere Zukunft erschließen wird. Nein, die Hoffnungen, die Jesus einmal in den Menschen erweckt hat, sind bisher nicht in Erfüllung gegangen. Aber daraus wird man wohl nicht – wie die Spötter im zweiten Petrusbrief – ableiten dürfen, daß nun gar nichts mehr zu hoffen sei. Daß die Welt nun einmal so ist, wie sie ist, und daß sich jeder selber, so gut er kann, sein Stückchen Paradies zurechtzimmern muß. Nur ein wenig innere Glückseligkeit wäre wohl ein mageres Ergebnis nach dem großen Aufbruch, den Jesus gemacht hat.

Hoffen wir also weiter, so gut wir können und solange unser Atem reicht, und machen wir einander Mut zum Hoffen! Freilich: Der zweite Petrus-Brief lenkt die Hoffnung seiner Leser auf ein kosmisches Drama und auf das Weltgericht als ausgleichende Gerechtigkeit. Nun, darauf zu hoffen tröstet mich wenig. Vielleicht geht es vielen ähnlich: Ob nun die Himmel herabfallen oder nicht, berührt mich nicht, und ich verspüre in mir auch kaum den dringenden

Wunsch, daß alle jene bestraft werden, die mit mir übel umgesprungen sind. Ich denke, das alles wird sich vergessen lassen; manchmal gelingt es sogar jetzt schon. Der eigene Lohn und die Bestrafung der Widersacher können micht nicht so recht locken.
Aber eine andere Hoffnung richte ich auf die Wiederkunft des Herrn, und nicht nur ich. Romano Guardini, der große Theologe der vergangenen Generation, hat sie im hohen Alter, nach einer eben überstandenen schweren Krankheit, etwa so beschrieben: Beim Kommen des Herrn, beim Weltgericht, werden wir vom Richter, so meinte er, nicht nur befragt werden, sondern wir werden dann auch die große und einmalige Gelegenheit haben, selber Fragen zu stellen, mit dem Recht auf eine volle und wahre Antwort. Auf diese Antwort hoffte er, aber zugleich bestand er darauf, daß er sie bisher in seinem Leben noch nicht vernommen habe, weder vom Evangelium noch vom kirchlichen Lehramt, noch von der innerlichsten Erfahrung des eigenen Herzens. Daß er einmal werde fragen dürfen und Antwort erhalten, darauf setzte er seine Hoffnung für den Jüngsten Tag, für das Kommen des Herrn. Er setzte seine Hoffnung darauf, daß nicht einfach alles vergehen und verfallen wird, was für uns in unserem Leben so wichtig, oft auch so unerträglich war. Und so wie er möchte auch ich nicht unbedingt erleben, daß die Bösen bestraft werden, aber ich möchte wenigstens am Ende einmal erfahren, warum das Leben so kompliziert war, warum so vieles tragisch endete, warum Gott zu schweigen scheint.
Vielleicht ist das nur meine persönliche Hoffnung. Aber in dieser Zeit des Advent, die den Gedanken des Wartens und Hoffens immer neu zum Thema macht, wäre es wohl gut, einmal darüber nachzudenken, was für jeden einzelnen von uns Inhalt allen Hoffens ist. Wir sind nicht genötigt, einBild vom Weltenbrand etwa für uns selber zu übernehmen; auch die Schrift selbst bietet uns mancherlei Bilder an für das, was uns im Letzten glücklich machen könnte. Sie kann uns Wegbegleiter sein, wenn wir versuchen, unsere eigenen Hoffnungen ins Spiel zu bringen. Sie kann uns die Hand reichen, aber sie wird uns das eigene Suchen nicht abnehmen.
Vielleicht wird es für manch einen die Hoffnung sein, endlich einmal ohne Angst glücklich zu sein: ohne Angst vor Telegrammen und Telefonanrufen am späten Abend, wenn noch jemand unterwegs ist; ohne Angst vor Krieg, vor Arbeitslosigkeit; ohne Angst vor dem Gefühl, im Leben versagt zu haben. Vielleicht ist es für manch einen auch die Hoffnung darauf, einmal in Ruhe leben zu können, endlich

einmal nicht mehr müde zu sein, endlich einmal die Schwermut, das Gefühl der Aussichtslosigkeit zu überwinden. Von Martin Luther wird überliefert, er habe in einer solchen Lage ausgerufen: „Komm, lieber Jüngster Tag!"
Wir dürfen von Gott erwarten, daß er diese Hoffnungen ernst nimmt und zu erfüllen weiß. Und daß er all die verschiedenen Hoffnungen der Menschen und auch jene, die niemand auszusprechen, ja nur zu erdenken wagt, gemeinsam hineinnimmt in seinen großen Plan. Daß er sich überdies noch manches für uns erdacht hat, was noch keiner je erträumte. Ich hoffe auf diese Erfüllung, und ich wünsche mir, bis zum Ende darauf hoffen zu können. Vielleicht sollten wir – gerade in diesen Tagen – es uns auch gegenseitig wünschen.

Jesu Freunde schlafen
(Gründonnerstag)

Eben noch sind wir einander so nahe gewesen. Wir haben miteinander Mahl gehalten wie damals Jesus mit seinen Jüngern, seinen Freunden. Jesus ahnt, was nun auf ihn zukommt, als er mit ihnen hinausgeht auf den Ölberg. Darum bittet er vor allem die drei, die ihm am nächsten stehen, in dieser Stunde bei ihm zu bleiben und mit ihm zu wachen. Es gibt Nöte, die man nur ertragen kann, wenn man wenigstens einen Menschen zur Seite hat. Jesu Freunde aber schlafen. Jesus bittet sie immer wieder, ihn in dieser Stunde nicht allein zu lassen, aber sie werden ihrer Müdigkeit nicht Herr. Jesus muß seine Not allein tragen, ungetröstet. Die Freunde schlafen.
Es gibt Nächte, die eben nicht zum Schlafen da sind, sagt der französische Dichter Paul Claudel. Nächte, in denen nicht einmal die eigene Müdigkeit, die eigene Erschöpfung zählt, sondern nur das eine: seinen Bruder, seine Schwester nicht im Stich zu lassen. Manche werden solche Nächte kennen, Nächte, in denen wir gewacht haben, in denen für uns gewacht wurde, aber auch, in denen wir einen Menschen an unserer Seite gebraucht hätten. Die Freunde aber schliefen. Wann eine solche Nacht kommt, läßt sich nicht im voraus sagen, nicht einmal im Augenblick selbst mit Sicherheit bestimmen. Nur manchmal haben wir im Nachhinein das ungute Gefühl, eine solche Nacht verschlafen zu haben.
Wir können die Stunde, die Jesus allein, ungetröstet durchwachen mußte, nicht zurückrufen. Und auch nicht ungeschehen machen die Stunden unseres eigenen Versagens. Aber wir können versuchen, ein

Gespür dafür zu entwickeln, wann eine solche Nacht auf uns zukommt. Wir sollten es verlernen, dann Ausreden zu erfinden, uns unsere eigene Müdigkeit vorzurechnen – vielleicht auch im Vertrauen darauf, daß eine solche Nacht niemals jede Nacht sein wird. Wir sollten ein Gespür dafür entwickeln, wann die Not irgendeines andern gerade uns etwas angeht und niemanden sonst. Vielleicht ist unsere Bereitschaft, uns in einer solchen Weise dem andern zuzuwenden, entscheidend dafür, daß unser Zusammenleben menschlich bleibt.

Am heutigen Abend aber sollten wir vor allem den Gedanken nicht verdrängen, daß unser Herr ungetröstet seinem Tod entgegengehen mußte. Und wenn wir vielleicht auch meinen, Jesu Ölbergstunde sei nicht zu vergleichen mit der Trostlosigkeit vieler Menschen um uns herum: Wer von uns könnte vergessen, daß unser Herr auch einmal in seiner Angst nicht weiter wußte und er den Beistand seiner Freunde brauchte. Es sollte uns gelingen, nun eine Weile die Stille und die Dunkelheit auszuhalten, denn der heutige Abend läßt sich nicht abgerundet beenden. Wir werden Jesu Weg mitgehen müssen, in den Karfreitag hinein. Vielleicht – vielleicht wird Ostern folgen.

Nächte, in denen man nicht weiter weiß
(Gründonnerstag)

Komme, was kommen soll,
noch mehr unerträgliche Tage ängstlicher Fragen: wie weiter,
noch mehr Nächte, in denen man nicht mehr weiß: wer bin ich.
Komme, was kommt, doch laß es für dich sein,
daß wir es aushalten,
und nicht für keinen,
daß wir den Becher zu Ende trinken,
daß wir das Leben leben bis zum Tod.

Vielleicht kommt im Leben fast jedes Menschen einmal die Zeit, da er meint, zusammenzubrechen unter der Last unerträglicher Tage, Nächte, in denen er nicht mehr weiß: Wer bin ich. Vielleicht hat so manch einer seine Ölbergstunde auszuhalten, in der er nichts mehr sagt als: Laß diesen Kelch an mir vorübergehen. Das ist nichts, was sich so alle Tage unter uns abspielte, und wir tun gut daran, sparsam umzugehen mit großen Worten, etwa mit der Ergebung in Gottes Willen, wo doch oft ein wenig menschliche Tapferkeit genügte zur

Bewältigung. Aber kein Zweifel, es gibt Stunden, Tage und Nächte, in denen Menschen etwas Ähnliches erfahren wie Jesus im Garten von Gethsemane. Vielleicht war für ihn noch nicht einmal das Schlimmste die Aussicht auf die furchtbaren Schmerzen, den qualvollen Tod, sondern noch mehr das Gefühl des Scheiterns: daß alles zerbrochen ist, worauf sein Leben abzielte, daß er von denen verworfen wurde, für die er doch gelebt hatte. Und wenn uns auch im Evangelium erzählt wird, daß ein Engel kam und Jesus stärkte und tröstete, so dürfen wir uns das sicher nicht so vorstellen, als sei damit doch letztlich der Schmerz schon wieder überwunden. Nein, Jesus hat den Becher austrinken müssen bis zur Neige, und als er am Grund ankam, wußte er nichts anders mehr als zu rufen: „Mein Gott, mein Gott, warum hast du mich verlassen!“ Nein, wer einmal auf diesen Weg geschickt wird, dem bleibt nichts anderes mehr übrig als zu sagen:

Komme, was kommen soll,
noch mehr unerträgliche Tage ängstlicher Fragen: wie weiter,
noch mehr Nächte, in denen man nicht mehr weiß: wer bin ich.
Komme, was kommt, doch laß es für dich sein,
daß wir es aushalten,
und nicht für keinen.

Ja, laß es für dich sein, und nicht für keinen. Es genügt dann nicht mehr, daß wir an irgendeinen abstrakten Sinn glauben können, der im Leid verborgen liegen muß; es genügt in solchen äußersten Stunden nicht, sich sagen zu können: Wer weiß, wozu es gut ist. Nein: Laß es für dich sein, daß wir es aushalten, und nicht für keinen. Laß es für irgendein Du sein, ein Gegenüber, einen Menschen, den wir so sehr lieben, daß es sich sogar lohnt, für ihn zu leiden. Daß es sich lohnt, einer Krankheit Widerstand zu leisten und sich ihr nicht zu ergeben, daß es sich lohnt, auf die Flucht in den Selbstmord zu verzichten. Wohl dem, der im äußersten Leid einen Menschen zur Seite hat, für den es sich lohnt, alles auszuhalten, den Becher zu trinken, das Leben zu leben bis zum Tod.

Aber Jesus? Seine Freunde haben geschlafen in der Stunde, in der alles darauf angekommen wäre, daß sie bei ihm wachten. Er ist alleingeblieben in jener Nacht.

Laß es für dich sein, daß wir es aushalten, und nicht für keinen.

Von ihm wird überliefert, daß er schließlich, überwältigt von Angst, gerufen hat: *Mein Vater*, wenn es möglich ist, dann laß diesen Kelch an mir vorübergehen. Für ihn gab es ein Du über uns Menschen hinaus, ein Jemand, zu dem man rufen kann, für den es sich lohnt, den Kelch zu trinken bis zur Neige.

Es wäre zu einfach, wenn wir jetzt sagten: Und so müssen auch wir an Gott glauben, damit wir im Leid bestehen können. Nein, zu einem solchen Glauben kann man sich nicht einfach entschließen. Man kann nicht einfach sagen: Von jetzt ab will ich so glauben! – und sich dann sicher fühlen. Denn ein solcher Glaube ist weit mehr unverdientes Geschenk als das Ergebnis eigenen Mühens, ist nichts, was man sich oder anderen einreden könnte.

Manchmal denke ich, zuallererst sollten wir darauf achten, daß niemand unter uns Menschen in seiner Ölbergstunde allein ist, weil alle seine Freunde schlafen. Wir sollten versuchen, einer für den anderen zu einem Du zu werden, für den es sich lohnt, den Kelch zu trinken, das Leben zu leben bis zum Ende, so, daß wir – einer für den anderen – zum Nächsten werden.

Doch wer unter den Menschen niemanden gefunden hat, der bei ihm wachte, der darf vielleicht auch hoffen, daß Gott selber ihm zum Nächsten, zum Vater wird. Er darf hoffen, daß Gott sich rühren lassen wird von unserem Rufen (Huub Oosterhuis, Auf halbem Weg, Wien 1975, S. 32):

Laß es für dich sein,
daß wir es aushalten,
und nicht für keinen,
daß wir den Becher zu Ende trinken,
daß wir das Leben leben bis zum Tod.

Ein Gott, der sich verbirgt
(Zum Thema Gebet)

Du bist der Gott, der mir gegeben ist,
der Kelch, der für mich gefüllt dasteht,
mein Schicksal ruht in deiner Hand.
Dein Land ist mir zuteil geworden.

Immer wieder haben sich Menschen im Gebet an Gott gewandt, und immer wieder sind einige zwar erhört, viele aber enttäuscht worden. Was ist das für ein Gott, der für so viele anscheinend Ohren hat, die nicht hören, Augen, die nicht sehen, dessen Lippen stumm sind? Was soll es, daß wir glauben und beten und uns an der Klagemauer versammeln, wenn doch nichts anderes kommt als das Echo unserer eigenen Stimme? Und vielleicht, wenn wir Glück haben im Leben, auch einmal die Stimme eines Mitmenschen, eines Menschen, der uns zum Nächsten wird und uns aufhilft? Gott macht es uns Menschen oft nicht leicht, an ihn zu glauben und zu ihm zu beten. Manch einer verzweifelt an Gott, und das ist gut zu verstehen.

Freilich gibt es eine Verzweiflung, die heilsam ist. Denn sie kann bewirken, daß all unsere falschen Bilder von Gott zerstört werden. Kaum einer ist stets gegen die Versuchung gefeit, Gott für sich in Beschlag zu nehmen. Im Kleinen: Gott zum Hausgötzen zu machen, zum Garanten für ein ruhiges und gesichertes und möglichst sorgenfreies Leben. Oder im Großen: Gott auf die Seite des eigenen Volkes, einer bestimmten Ideologie, einer Wirtschafts- und Gesellschaftsordnung zu stellen. Die Älteren unter uns können sich noch an die Zeiten erinnern, als auf den Koppelschlössern unserer Soldaten stand: Mit Gott – Mit Gott für Kaiser und Vaterland! Als ob Gott nicht damals wie heute genauso der Gott der Franzosen und Russen und Engländer gewesen wäre. Und wer damals an Gott verzweifelte, weil die eigenen Truppen im Kampf verloren und die der Gegner siegten, der darf die Schuld dafür nicht bei Gott suchen, sondern ausschließlich bei der eigenen Torheit und bei der Torheit der ganzen Nation. Es ist – menschlich gesprochen – nur allzu verständlich, daß Gott sich in diese und ähnliche Rollen nicht fügen wollte und will, daß er sich selber immer wieder von den Podesten und Altären herabstürzt, die wir Menschen ihm errichten, um ihn für uns in Beschlag zu nehmen.

Und selbst wenn unsere Vorstellungen von Gott nicht so naiv sind, kann es doch immer wieder nötig sein, daß sie ins Wanken geraten. Oft wird uns in Wirklichkeit nur etwas genommen, was ohnehin nicht tragfähig war, und mag es auch noch so groß und edel gewesen sein. Gott will sich auch nicht von unseren Träumen und Idealbildern gefangen nehmen lassen. Doch meist ist es nur ein Bild, das da zerbricht. Wenn man jemanden sagen hört, daß diese oder jene Begebenheit, diese oder jene kirchliche Verlautbarung, Veränderung, Reform, ja eine Predigt den eigenen Gottesglauben ins Wanken gebracht habe, so sollten wir uns daran erinnern: Was auf diese Weise überhaupt nur zerbrechen kann, ist unser Bild von Gott. Das ist oft genug dringend nötig, gerade wenn jemand meint, so ganz fest

im Glauben zu stehen. Was uns auf diese Weise genommen werden kann, ist nie Gott selbst. Und wer auf das Zerbrechen seiner Gottesbilder nicht panisch reagiert, wird vielleicht sogar die Erfahrung machen, daß Gott sich ihm neu und tiefer öffnet. Das sollte uns ruhig und zuversichtlich machen und auch gelassener gegenüber all den Wechselfällen des Lebens und auch des Glaubens, selbst wenn sie für eine Weile unser Beten ins Wanken bringen.
Aber dann gibt es noch eine andere, schwere, dunkle Verzweiflung über Gott, von der nur mühsam zu sprechen ist und die doch nicht verschwiegen werden darf: Manche Menschen müssen in ihrem Leben Zeiten ertragen, in denen der Glaube sich verdunkelt, in denen Gott sich verbirgt, in denen Gott schweigt. Dann geht es nicht mehr um Bilder von Gott, die zerbrechen, sondern um Gott selbst. Manche Menschen müssen es hinnehmen, daß Gott sie hineinführt in eine Nacht, in der es kein Licht mehr gibt. Und niemand weiß, ob diese Nacht zu Ende sein wird, bevor der Mensch stirbt, oder ob einer in den Tod hineingehen muß, ohne je wieder ans Licht gekommen zu sein. Manche Heilige berichten davon, etwa Theresia von Lisieux, die in den letzten Monaten ihres Krankenlagers Gott nicht mehr erfuhr, deren Glaube sich verdunkelte, die kein Echo mehr bekam. Aber ich glaube, daß auch manche sogenannte einfache Christen diese Erfahrung durchmachen müssen, ohne daß sie auch nur die Worte fänden, um darüber zu sprechen. Wem das im eigenen Leben erspart bleibt, sollte Gott dafür danken, aber er sollte vor allem auch diejenigen mit guten Ratschlägen verschonen, die – vielleicht – so etwas durchmachen müssen. Kaum etwas verletzt in einem solchen Zustand mehr als unberufener missionarischer Eifer: etwa so, daß doch ein Christ nie das Vertrauen und die Hoffnung, das Gespräch mit Gott aufgeben dürfe. Wer so redet, hat noch nicht viel begriffen von den Abgründen des menschlichen Herzens und noch viel weniger von den Abgründen des Glaubens, durch die Gott einen Menschen führen kann. Und wer schon nicht begreift, sollte wenigstens schweigen.
Nein, niemand sucht es sich aus, welche Erfahrungen er in seinem Leben mit Gott macht, ob sein Weg gerade und übersichtlich oder verschlungen und gefährlich ist, oder ob er in Höhen und Tiefen führt, in denen man keinen Weggefährten mehr findet. Darum, denke ich, ist es ungeheuer viel, wenn ein Mensch im Laufe seines Lebens es immer wieder fertigbringt, zu Gott zu sagen: Du bist der Gott, der mir gegeben ist, der Kelch, der für mich gefüllt dasteht. Vielleicht

fährt der eine und andere dann fort: Wenn ich mir Gott hätte aussuchen können – nie hätte ich mir einen solchen Gott ausgesucht! Einen Gott, der sich verbirgt, von dem noch nicht einmal ein Schatten zu entdecken ist, geschweige denn das Licht, das ihn doch umgeben soll, einen Gott, an den man Fragen stellt, ohne Antwort zu bekommen! Manch einer möchte wohl am liebsten rufen: Laß diesen Kelch an mir vorübergehen! Doch wenn es sein muß, dann nehme ich dich an als meinen Gott. Alle meine Wünsche und Träume, wie Gott sei, sind zunichte geworden. Mein Schicksal ist es, das Schweigen auszuhalten, das von dir ausgeht. Ja, es ist wirklich viel, wenn einer trotzdem noch spricht (Huub Oosterhuis, Weiter sehen als wir sind, Wien 1973, S. 147):

Du bist der Gott, der mir gegeben ist,
der Kelch, der für mich gefüllt da steht,
mein Schicksal ruht in deiner Hand.
Dein Land ist mir zuteil geworden.

Was der Messias uns noch zu tun überließ
(Maria Heimsuchung)

Da wird uns im heutigen Evangelium von der Begegnung zweier schwangerer Frauen erzählt: Maria macht sich auf, um ihre Verwandte Elisabet zu besuchen, die im höheren Alter nach langer Unfruchtbarkeit noch ein Kind empfangen hat. Sie grüßen einander, und in diesem Gruß schwingt noch etwas mehr mit als das, was Schwangere auch heute noch an gegenseitigem Verständnis und gegenseitiger Ehrfurcht auszutauschen haben.
Vielleicht vergessen wir einmal für eine Weile, wie man früher immer wieder den Gruß der beiden zu deuten versucht hat: daß nämlich Elisabet im Augenblick der Begegnung so etwas wie eine Offenbarung empfangen habe, wer denn das Kind in Mariens Schoß sei, das da – noch ganz unsichtbar – heranzuwachsen begann. Erinnern wir uns vielmehr an die große Sehnsucht nach dem Messias, die im jüdischen Volk lebte, und an die Erwartung, er werde bald inmitten seines Volkes geboren werden. Jede jüdische Frau trug in sich die Hoffnung, das Kind in ihrem Schoß könne der Messias sein. Darum war es so schlimm, wenn sie unverheiratet blieb oder – verheiratet – keinen Sohn gebar, sich als unfruchtbar erwies. Und darum wäre es auch keinem gottesfürchtigen jüdischen Mann eingefallen, auf Ehe und

Kinder zu verzichten, schon gar nicht etwa aus Liebe zu Gott. Denn ohne Nachkommen sein, das hieß: ausgeschlossen sein aus dem Kreis derer, die hoffen konnten, den Messias hervorzubringen. Wer kinderlos blieb, konnte nichts zur Erlösung Israels beitragen – wahrhaftig ein hartes Los! Vielleicht können wir so auch ein wenig besser ermessen, was es für Elisabet bedeutet haben mag, noch in ihrem Alter schwanger geworden zu sein: Wieder hineingenommen zu sein in den Kreis derer, die die Hoffnung weitertragen, die Hoffnung auf Heil und Erlösung für das Volk.

Von Maria sagen wir, in ihr sei diese uralte Hoffnung in Erfüllung gegangen, ihr Schoß habe den ersehnten Retter getragen, in Jesus sei uns das Heil der Welt geboren. Aber was bleibt dann zu hoffen für all die vielen, vielen Frauen, die nach ihr ein Kind erwarten? Müssen sie den Wunsch begraben, ihr Kind könne etwas zu tun haben mit dem Heil der Welt? Ich glaube nicht. Seit Jesus unter uns Mensch wurde, ist uns zwar deutlich geworden, daß Gott sein Ja zur Welt nie mehr zurücknehmen wird – so glauben wir. Seit Jesus wissen wir zwar, daß Gott diese Welt liebt und zu einem guten Ende bringen will. Aber wir wissen auch, wir erfahren es jeden Tag, wie unerlöst unsere Welt noch ist.

Und so warten wir zwar nicht mehr auf den Messias, aber wir warten noch auf unendlich viele Menschen, die mithelfen, daß das Leben auf Erden weitergeht und sich zum Guten wendet. Wir warten nicht mehr auf einen einzigen, der alles in seine Hände nehmen wird, sondern auf die vielen, die im Kleinen versuchen werden, dem Lauf der Dinge eine Wendung zu geben: Menschen, die einen Anfang wagen, wenn alle andern noch gelähmt sind von der Macht des Bösen. Menschen, an die man appellieren kann, die versuchen, eine Antwort zu finden, die Kraft geben. Menschen, die sich hinauswagen in die Kälte, in die Schuld, die meinen, sie hätten nicht das Recht, sich von allem zu distanzieren, was um sie herum geschieht. Menschen, die ihre Verantwortung sehen und zu tragen beginnen.

Gerade sehr verantwortungsbewußte Menschen überlegen sich heute immer wieder, ob es in unserer Zeit gut sei, Kinder zu haben. Ob man Kinder in diese Welt hineinschicken dürfe, die doch so unsicher sei. Kann doch niemand voraussagen, ob das Leben in einer Generation noch lebenswert sein wird, ob wir nicht die Weichen schon längst in Richtung auf Katastrophe gestellt haben. Ich glaube, daß wir uns diesen Fragen mit allem Ernst stellen sollten. Aber ich meine auch, daß es gut ist, wenn Menschen sich immer wieder – trotz allem

– dafür entscheiden, ein Kind zu haben. Weil sie damit sagen, daß sie noch Hoffnung haben für diese Welt. Weil sie nicht nur daran denken, daß ihr Kind es einmal besser haben soll, sondern daß dieses Kind es besser *machen* soll, daß es besser *sein* soll. Nicht, um dieses Kind mit Erwartungen festzulegen. Aber um ihm die Hoffnung mit auf den Weg zu geben, es könne ein wenig die Entwicklung unserer Welt mitgestalten. Es könne in die Fußstapfen jenes Messias treten, der die Erlösung gebracht hat und uns doch noch so unendlich viel zu tun überließ.
Die Hoffnung schwangerer Frauen, wie sie einmal in Israel gelebt hat, werden wir kaum unter uns wieder zum Leben erwecken wollen. Aber jene andere Hoffnung, unsere Kinder könnten mitbauen, wenn Gott arbeitet an seiner Neuen Schöpfung, scheint mir nicht viel geringer. Und daß sie heute nicht nur die Söhne, sondern auch die Töchter miteinschließt, ist vielleicht schon ein Stückchen verwirklichter Hoffnung!
Vielleicht brauchen wir Maria nicht zu beneiden um das Kind in ihrem Schoß, und auch nicht Elisabet, die immerhin Johannes den Täufer geboren hat, den „größten unter den von einer Frau Geborenen", wie Jesus ihn später einmal nannte. Ob unser Kind irgendwann einmal der Größte sein wird, ob es gewaltige Taten vollbringen wird, vor denen alle in Staunen verstummen, ob es einmal in aller Munde sein wird, das ist vielleicht gar nicht so wichtig. Vielleicht ist es viel wichtiger, daß es einmal zu denen gehört, die gut sind und treu, ohne viel Aufsehen zu erregen. Die wissen, was gut ist und böse, und zielsicher wählen, die nicht so schnell zurückweichen vor irgendeiner Gewalt und nicht so schnell Angst haben vor irgendeinem Menschen. Die unbefangen sprechen und unbefangen lieben – alles, was lebt.

Täglich sein Kreuz auf sich nehmen
(Lk 9,18–25)

„Wer mir nachfolgen will, der verleugne sich selbst und nehme sein Kreuz auf sich – täglich, und so folge er mir nach!"
Was mag wohl dieser Satz bedeuten, der so oft gelesen und verkündet wird, der aber gar nicht so leicht zu verstehen ist? Denn für Jesus war das Kreuz keine Last, die er Tag für Tag auf sich nehmen mußte; für ihn stand das Kreuz am Ende seines Lebens. Er hat es kommen sehen wie ein drohendes Verhängnis, er hat gewußt, daß er mit dem Leben spielt, wenn er weiterhin den Zorn der Mächtigen auf sich zieht,

und er hat sich mit Wissen und Willen dieser Gefahr ausgesetzt. Das ist etwas anderes als das, was wir gemeinhin „unser Kreuz" nennen, und was wohl auch der Evangelist Lukas mit dem Kreuz gemeint hat, das man tagtäglich auf sich nehmen und so Jesus nachfolgen müsse. „Unser Kreuz" – damit meinen wir oft all die Leiden und Mühen des Lebens, alles, was uns schwerfällt, uns die Unbefangenheit raubt, alles, was ein heiteres Lied auf unseren Lippen ersterben läßt. Meint der Evangelist, dieses Kreuz solle man willig auf sich nehmen, um Jesu Jünger sein zu können? Meint er etwa, wir sollten wie ein geduldiger Packesel uns alle Lasten der Welt auf unseren Rücken binden lassen, selbst wenn wir am Ende unter der Last zusammenbrechen? Oder sollen wir alle Schwierigkeiten des Lebens hinnehmen, ohne zu versuchen, irgend etwas zu verändern? Soll man Leid und Schmerz gar suchen, um so die Krone des Lebens zu erlangen?
Ich glaube, an nichts von alledem hat der Evangelist gedacht! Er war sicher nicht der Meinung, man müsse sich das Leben schwerer machen, als es ohnehin schon ist. Und er war sicher ebensowenig der Meinung, man müsse alles Leid so nehmen wie es kommt, ohne den Versuch, etwas zu ändern. Nein, wir Menschen haben unseren Verstand, unsere Fantasie und die Geschicktheit unserer Hände mitbekommen, um immer wieder neu anzugehen gegen den Schmerz, das Leid – bei den andern, bei unseren Nächsten wie bei uns selbst. Es wäre gewiß nicht im Sinne Jesu, wenn einer eine Last trüge, die er auch abschütteln könnte, wenn einer sich vorschnell mit etwas abfände, was sich doch auch ändern ließe, etwa wenn einer in seiner Krankheit verharrte, ohne zu versuchen, wieder gesund zu werden. Doch wir kommen dem, was mit unserem „Kreuz" gemeint sein könnte, schon näher, wenn wir bedenken: Selbst wenn alles getan ist, um unnötiges Leid abzuwenden, dann bleibt noch genug, was wir Menschen nicht ändern können. Genug, was wir nicht zu Gunsten anderer ändern können, genug auch, was für uns selbst nicht zu ändern ist. Daß jemand an einer unheilbaren Krankheit leidet oder mitansehen muß, wie einer, den er von Herzen liebt, unheilbar krank ist. Oder daß das Schicksal einem ein schweres Los zugespielt hat. So viel Dinge im Leben gibt es, die sich nicht ändern lassen! Und an dieser Stelle wird jeder einzelne immer wieder gefragt, wie er damit umgehen will. Ob er sich resigniert in die Ecke setzt und sagt: „Es hat doch alles keinen Zweck mehr!" oder ob er zeit seines Lebens gegen Unabänderliches anrennt und wütet und es nicht wahrhaben will, daß ihm da eine Last zu tragen auferlegt ist.

Ich glaube, an dieser Stelle beginnt das, was Lukas mit „Kreuz tragen" gemeint hat: daß man weder resigniert noch wütet, daß man vielmehr der Wirklichkeit ins Auge sieht und sagt: Ja, so ist es geworden, so muß ich es annehmen, was kann ich daraus machen? Vielleicht so: Wenn einer aus seiner Heimat vertrieben wurde und zeit seines Lebens darunter leidet, daß er nirgends zu Hause ist, nirgends ganz richtig dazugehören kann, daß es ihm einfach nicht gelingen will, so tief Wurzeln zu schlagen, wie er es eigentlich brauchte, und wenn ihn diese Heimatlosigkeit immer wieder einmal krank macht. Was soll er tun? Soll er resignieren, sich in die Ecke setzen und sagen: Mein Leben ist verpfuscht, es hat alles keinen Zweck mehr? Oder soll er zürnen und wüten, Rachegedanken hegen gegen diejenigen, die diese Heimatlosigkeit verursacht haben, immer nur von seinem guten Recht reden, immer neue und unsinnige Pläne ersinnen, um doch der verlorenen Heimat wieder habhaft zu werden?

Das Kreuz tragen, hieße dagegen: Die Wirklichkeit annehmen, sich nicht selber noch zusätzlich verrückt machen durch Illusionen, sondern alle Fantasie anstrengen. Vielleicht doch noch einen Ort finden, an dem man sich wenigstens in etwa wohl fühlt, alle Mühe auf sich nehmen, um doch noch einige Wurzeln zu schlagen. Nicht „alles oder nichts!" sagen, sondern sich auch um „ein wenig" bemühen.

Vielleicht bleibt jetzt noch die Frage: Was hat diese Art und Weise, mit Schwierigkeiten und Leid und Schmerz in unserem Leben umzugehen, mit der Nachfolge Jesu zu tun? Ich glaube, das ist gar nicht schwer zu verstehen. Wohl jeder Mensch muß es hinnehmen, daß ihm im Laufe des Lebens schwere Lasten auf die Schultern gelegt werden. Wer dann verzweifelt und sich resigniert in die Ecke setzt, der taugt gleichfalls nicht dazu, sich mit Jesus auf den Weg zu machen. Wer Schritt halten will in der Nachfolge Jesu, der muß es gelernt haben, wie er am besten Lasten trägt, ohne außer Atem zu kommen.

Denn es geht wahrhaftig nicht darum, daß wir möglichst viel leiden müßten, ja, daß am Ende gerade im Leiden die eigentliche Nachfolge Jesu bestünde. Es geht vielmehr darum zu lernen, wie wir uns mit Jesus auf den Weg machen können, trotz der vielen Lasten, die auf uns liegen. Wer Jesus nachfolgen will, der muß wissen, wie er die Last seines Lebens zu tragen hat, damit er nachfolgen kann. Denn die eigentliche Nachfolge, die beginnt erst dann. Sie beginnt da, wo einer trotz seiner Traurigkeit für andere noch ein gutes Wort, ein ermutigendes Lächeln, eine helfende Hand übrig hat. Wo jemand Vertrauen und

Güte ausstrahlt, obwohl ihm das große Los niemals zugefallen ist. Wo jemand noch Wärme und Liebe geben kann, obwohl er selbst auf der Schattenseite des Lebens steht.
Das alles lernt man nicht in wenigen Tagen; das ist eine Aufgabe, die man nicht gelöst haben wird bis zum Ende, und wenn das Leben noch so lange währt. Aber es ist eine Aufgabe, die man jeden Tag neu angehen muß, wie das tägliche Gebet. Ja, sie könnte fast an die Seite des täglichen Gebets treten. Etwa so, wenn manch einer von uns spricht: Mein bestes tägliches Gebet, Herr, ist mein Kreuz, das ich erneut jeden Tag auf mich nehme. Amen.

Seinen Schmerz zeigen können
(Maria mit dem toten Sohn)

Mir ist etwas aufgefallen: In den meisten Marienwallfahrtsorten steht ein Gnadenbild, das die Mutter mit dem toten Sohn auf dem Schoß zeigt. Ganz von Leid und Schmerz gezeichnet, sitzt sie da, hilflos, möchte man meinen, und unbeweglich. Warum mag es die Menschen gerade zu diesem Bild immer wieder gedrängt haben? Hoch oben an manchen mittelalterlichen Altären finden sich prächtige Darstellungen von der Krönung Mariens. Aber warum hat die Volksfrömmigkeit gerade an Wallfahrtsorten das Bild der Schmerzensmutter allen andern vorgezogen?
Die Antwort dürfte einfach sein: Wer in Not und Bedrängnis seines Herzens auf Wallfahrt geht, der findet sein Anliegen am besten bei derjenigen aufgehoben, der menschliches Leid nicht fremd ist. Eine Mutter mit ihrem toten Kind auf dem Schoß – das war wohl zu allen Zeiten ein Bild für menschliches Leid überhaupt. Wer das mitgemacht hat, der weiß, was Leiden ist, zu dem kann man mit allem kommen. Und so haben sich zu allen Zeiten Menschen zu Maria gedrängt, Menschen in Angst vor Krieg, vor Hunger und Seuche, Menschen in unheilbarer Krankheit, Menschen in Sorge um ihre mißratenen Kinder, in der Hilflosigkeit gegenüber den Verstrickungen des eigenen Herzens. Sie haben gehofft, daß diese Frau sie verstehen möge. Sie haben gehofft, daß es so etwas wie Solidarität geben möge zwischen ihr und uns Menschen, die wir auch immer wieder weinen über tote Kinder, über tote Hoffnung. Ja, es tut vielleicht gut, sich vorzustellen, daß jene nicht hoch genug zu preisende Königin des Himmels auch nicht anders gelebt hat als wir, auch dem Leid nicht entkommen konnte, sondern tragen mußte, was ihr aufgegeben war. Vielleicht ist es so, daß wir Menschen gerade im Leid beieinander

Schutz und Beistand suchen, daß einer dem andern um so mehr zutraut, er werde ihn verstehen, wenn deutlich ist, daß der andere auch sein Päckchen zu tragen hat. Und vielleicht ist es gut, daß es Orte gibt, wo einer ungestraft und ungefragt weinen darf, weil auch so viele andere weinen. Wo einer seinen Schmerz zeigen kann, weil auch so viele andere ihn zeigen, wo auch jene Frau ihn zeigt, die wir die Mutter Gottes nennen.

Wenn Wallfahrten nun bei uns heute eine weitaus geringere Rolle spielen als in vergangenen Zeiten, so sagt das, glaube ich, noch lange nicht, daß etwa jener Wunsch von uns Menschen, trauern und klagen zu dürfen, zurückgegangen wäre. Es haben sich wohl nur die Formen gewandelt. Manchem ist wohl der Auftrieb zuwider geworden, den diese Orte nun einmal mit sich bringen, manche mögen sich in den weltfremden, geradezu abenteuerlich übertriebenen Wallfahrtspredigten und -liedern nicht mehr wiedererkannt haben. Sie haben sich dann gerade nicht mehr mit ihrem Leid hervorgewagt, weil der Trost schon angeboten wurde, bevor der Schmerz auch nur ausgesprochen war. Aber geändert hat sich wenig daran, daß wir Menschen immer wieder Orte und Zeiten suchen, wo Leiden offenbar werden darf, wo man sich seiner Tränen nicht zu schämen braucht. Eine Möglichkeit, wie wir Anschluß suchen könnten an die Marienfrömmigkeit vergangener Jahrhunderte, wäre wohl, daß wir in unserer Mitte Zeit und Raum schaffen für den, der sein Leid zeigen möchte, ja zeigen muß, um es zu bewältigen. Zeit und Raum schaffen für den, der hinter seiner lächelnden Maske erstickt, der klagen und weinen möchte, ohne daß die andern sich gleich peinlich berührt abwenden. Daß es doch unter uns nicht als ungehörig gälte, den andern zu belasten mit dem eigenen Schmerz! Es hat eine Zeitlang als Erziehungsideal gegolten, daß ein Erwachsener möglichst gar nicht weinen solle, oder wenn schon, dann gewiß nur im stillen Kämmerlein. Aber wie unmenschlich ist das! Menschen früherer Zeiten haben es besser gewußt, als sie in der Kirche so mancherlei Gelegenheit gaben zum Weinen, vom Kreuzweg über die Sieben Schmerzen Mariens bis eben hin zu den Wallfahrten. Denn wir Menschen ertrinken in unseren ungeweinten, verborgenen Tränen.

Wenn wir es wieder lernen könnten, unser eigenes Herz zu öffnen für den andern, der in Bedrängnis ist, ob uns gleich selber heiter oder niedergeschlagen zumute ist, dann hätten wir gelernt von jener Frau, die, gleich ob sie im Himmel gekrönt wird oder auf Erden ihren toten Sohn beweint, sich stets zuwandte allen, die bei ihr Zuflucht suchten.

Psychiatrisches Nachwort

von Professor Dr. med. Hans Müller-Fahlbusch

Gegen die „Grauzone des Verschweigens“ von Depressionen und allgemein von seelischen Krankheiten richten sich heute viele Bemühungen. Einerseits ist das gut und begrüßenswert, andererseits aber sind viele dieser Bestrebungen deshalb unfruchtbar, weil von der Sache, um die es angeblich geht, wenig oder gar nichts richtig dargestellt wird. So werden dann oft genug anstelle eines besseren Verständnisses für die Kranken nur neue Vorurteile geschaffen und den alten hinzugefügt. Es kommt nämlich bei der Darstellung von seelischen Krankheiten nicht nur auf das sogenannte Engagement oder auf die schriftstellerischen Fähigkeiten des Autors an, entscheidend wichtig ist, ob der Autor seelische Krankheit überhaupt zu Gesicht bekommen hat. Jedenfalls lassen viele Abhandlungen, seien sie nun psychologisch, soziologisch oder gar theologisch ausgerichtet, unschwer erkennen, daß sie geschrieben sind, ohne jemals einen wirklich seelisch Kranken beobachtet, beraten oder behandelt zu haben. Solche Traktate entgehen der Gefahr der Unsachlichkeit auch nicht dadurch, daß sie viele Fremdwörter enthalten oder zeigen, daß der Autor die Kenntnis der modernsten Hypothesen über seelische Krankheit erworben hat.

Die Autoren des vorliegenden Buches dagegen wissen, wovon sie schreiben. Sie haben erfahren, daß es Unterschiede gibt zwischen den Problemen eines Gesunden und der Depression eines Kranken. Es zeugt von klarer Einsicht in den Sachverhalt, wenn die gesundete Patientin schreibt: „Ich bin dankbar für diese Erfahrung des Unterschieds, denn sie erlaubt mir, auch jetzt in gesunden Tagen noch auf das Erleben von Depressiven zu achten und nicht mit dem zu vergleichen, was ich jetzt immer wieder einmal zu bewältigen habe.“

Es ist sehr verständlich, daß die Patientin Anstoß nimmt an Büchern, die diesen Unterschied verwischen. Sie zitiert die Theologin Dorothee Sölle und wendet mit Recht gegen diese ein, daß eine Depression, die man „lassen“ kann, eben keine Depression ist. Man muß mit Nachdruck zustimmen, wenn die gesundete Patientin in diesem Zusammenhang bemerkt, daß es ihr wenig hilfreich erscheine, eine schwierige Aufgabe, die das Leben jedem Menschen einmal zu be-

bewältigen gibt, mit dem gleichen Wort zu bezeichnen wie eine Krankheit.

Auf Auseinandersetzungen mit theologischen Argumenten und religiösen Sachverhalten trifft man häufig in diesem Buch. Das mag einerseits an der theologischen Ausbildung der Autoren liegen, andererseits aber und viel mehr noch liegt es in der Natur der Sache. Jede schwere Krankheit und gerade auch eine Depression führt den Patienten und seinen Ehepartner in eine Grenzsituation, die das Nachdenken über letzte Fragen, wenn nicht gar erzwingt, so doch nahelegt. Der Nutzen dieses Buches scheint mir unter anderem darin zu liegen, daß ein auf falschen Voraussetzungen beruhendes theologisches Argumentieren zurückgewiesen wird. Das sollte nach meinem Dafürhalten ernsthaft von den Theologen bedacht werden. Mir kommt angesichts von Theologen, die ohne echte Erfahrung über seelische Krankheiten sprechen, schreiben oder predigen, der Schluß des Buches Ijob in den Sinn (42,7). Wie supergescheit da die Freunde über das Unglück Ijobs theologisiert hatten, und sie müssen sich am Ende sagen lassen: „Ihr habt nicht richtig geredet!" Offenbar war das Reden nicht nur unrichtig in bezug auf Gott, sondern auch im Hinblick auf Ijob und sein Leiden. Ich will natürlich nicht behaupten, daß Ijob eine Depression gehabt habe, ich möchte nur bestätigen, daß die Autoren zu Recht fordern, das Leiden des Depressiven dürfe nicht noch durch eine unsachgemäße Verkündigung vergrößert werden.

Von der Sache selbst, von der Depression also, kann man in diesem Buch vieles erfahren. Es gibt tatsächlich Gesetzmäßigkeiten im Entstehen und im Verlauf einer Depression, von denen die Psychiatrie in ihrer 180 Jahre währenden Forschung einige, wahrscheinlich leider noch nicht die wichtigsten herausgefunden hat. Das „Morgen-Grauen" ist nicht nur der Patientin und Autorin dieses Buches widerfahren, die Psychiatrie kennt die eigentümlichen Tagesschwankungen depressiver Symptomatik seit langem, sie sind bei den meisten Patienten nachzuweisen. Auch das Auf-und-Ab des Befindens der Kranken innerhalb längerer Zeiträume während der depressiven Phase ist oft beobachtet und beschrieben worden. Aber es ist doch sehr eindrucksvoll, von unserer Autorin zu erfahren, wie es nach Stunden oder gar Tagen des Aufatmens und der Erleichterung aller depressiven Symptomatik „ein böses Erwachen" gab. Die Depression war noch nicht vorbei, das „euphorische Glücksgefühl" erwies sich als trügerisch, nach dem Auf innerhalb der depressiven Phase

kam noch einmal ein Ab. Wer es erlebt oder mitangesehen hat, weiß, daß das zermürbend ist.
Daß dieses Buch nicht gedrechselte Hypothesen, sondern schlichte Beobachtung vermittelt, sieht man auch an dem nebenbei erwähnten Tatbestand, daß die Depression der Patientin offenbar in der zweiten Hälfte der zweiten Schwangerschaft abgeklungen ist. Auch das ist eine Gesetzmäßigkeit, die aufgrund empirischer Untersuchungen bereits formuliert worden ist*. Ebenso beiläufig wird berichtet, daß eine Reise während der Depression nicht das brachte, was man sich davon erhofft hatte. Das ist mit großer Wahrscheinlichkeit innerhalb einer Depression zu erwarten**.
Eine der wichtigsten Informationen, die das Buch über das Erscheinungsbild von Depressionen zu geben hat, besteht in der Schilderung, wie die Depression der Patientin sich anfangs hinter körperlichen Symptomen wie hinter einer Maske verbarg. Die Psychiatrie nennt ein solches Krankheitsbild eine larvierte Depression. Wegen „der nicht enden wollenden Müdigkeit", wegen Herzbeschwerden, wegen zu niedrigem Blutdruck war die Hausärztin aufgesucht worden. Zum Glück für die Patientin hat die Hausärztin sehr bald die richtige Diagnose gestellt. Darüber hinaus aber hat die Ärztin mit der Patientin zusammen einen entscheidend wichtigen ersten Schritt getan. Fr. Mauz, ein Psychiater, der besonders die psychotherapeutische Behandlung in der Psychiatrie betont und gefördert hat, pflegte von der Chance der ersten Begegnung zwischen Arzt und Patient zu sprechen. Diese Chance ist hier genutzt worden, behutsam wurde die Frage gestellt: „Was meinen Sie selbst: Könnte es auch eine Depression sein?" Die Autorin vermutet richtig, „daß auch in dieser Krankheit Früherkennung die wichtigste Therapie ist" und daß die Kranken selbst gewöhnlich nicht in der Lage sind, das Geschehen selber richtig zu durchschauen, d.h. sich selbst die Diagnose zu stellen. Es wurde rechtzeitig eine fachärztliche Beratung und Behandlung vermittelt. Zusätzlich zur Behandlung mit Medikamenten erfolgte eine ärztliche psychotherapeutische Führung der Patientin. Es war ihr immer wieder die Schwierigkeit des Verstehens zu erläutern, daß zwar die Depression einerseits sich im „Ich selber" abspielt, daß es

* B. Pauleikhoff, Seelische Störungen in der Schwangerschaft und nach der Geburt, Stuttgart 1964.
** H. Müller-Fahlbusch, Störende Einflüsse beim Abklingen endogener depressiver Phasen, in: Schweiz. Arch. Neurol. Psychiat. 98 (1966) 164.

andererseits aber eine Krankheit ist, die nach Gesetzen abläuft, denen auch das Ich unterworfen ist.

Fragt man, warum es trotz schlimmen Leidens am Ende gut ausgegangen ist mit der Patientin, so ist darauf nicht mit einem Satz zu antworten. Zunächst ist darauf zu verweisen, daß die meisten Depressionen eine günstige Zukunftsvoraussage, eine günstige Prognose haben. Leider herrscht bei Laien und manchmal auch bei Ärzten das Vorurteil, eine seelische Krankheit zu haben bedeute für einen Menschen generell eine schlechte Zukunft. Daß diese Meinung nichts als ein Vorurteil ist, kann empirisch nachgewiesen werden*. Aber es gibt in diesem besonderen Falle doch auch günstige Faktoren, die über eine allgemein günstige Prognose hinaus gewirkt haben. Diese können in drei Punkten zusammengefaßt werden:
1. Es wurde relativ früh die richtige Diagnose gestellt. 2. Der Ehepartner hat tatsächlich des anderen Last mitgetragen. Es ist nicht jeder Ehepartner geschickt und willig genug, ebenso zu handeln und das durchzuhalten. 3. Die Patientin vertraute der ärztlichen Behandlung mit Medikamenten und Gesprächen. Die Patientin war offenbar von Anfang an bereit, die Krankheit anzunehmen. Sie sah sie an wie eine „Lektion", die sie lernte, auch wenn sie „bitter" war. Gerade das wird wahrscheinlich für die Zukunft nicht unwichtig sein.

Freilich besteht immer, wenn aus eigenem und nur aus eigenem Erleben berichtet wird, die Gefahr, Individuelles für allgemeinverbindlich zu halten, Gesetzmäßigkeiten zu sehen, wo keine vorhanden sind. Nur an einer Stelle halte ich es für notwendig, aus professioneller Kenntnis auf eine solche Gefahr hinzuweisen. Das ist dort, wo die Autorin von der Heimatlosigkeit in ihrer Kindheit spricht. Es gibt keine einer kritischen Nachprüfung standhaltende Untersuchung, wonach eine Depression, wie sie hier beschrieben wird, als notwendige Voraussetzung eine heimatlose Kindheit hätte. Aber die Autorin legt offensichtlich nicht großen Wert auf diesen Punkt, so daß hieraus gewiß kein neues Vorurteil erwachsen wird.

Viel bedeutender ist die Frage, ob die häusliche Partnertherapie, die hier angewandt wurde, als eine allgemein zu empfehlende Behandlungsmethode angesprochen werden kann. Die Autorin ist selbst klug genug, darauf hinzuweisen, daß es für diese Partnertherapie Voraussetzungen geben muß, die nicht in jedem Falle vorhanden

* Vgl. H. Müller-Fahlbusch, Zur Prognose von endogenen Psychosen, in: Lebensversicherungsmedizin 5 (1977) 134.

sind. Zweifellos ist es immer gut, ja notwendig, daß der eine des anderen Ehepartners Last trägt, mitträgt während einer Depression; ob das aber zu einer Partnertherapie ausgebaut werden kann oder soll, das ist eine in jedem Fall sachverständig zu prüfende Frage. Denn Gespräche können nicht nur nutzen, sie können auch schaden in einer Depression. Eine falsche Gesprächsführung kann den depressiven Kranken noch tiefer hineinstoßen in Verzweiflung und Hoffnungslosigkeit. Man muß es aus professioneller Erfahrung verstehen, wenn der vorwiegend neurochemisch forschende Psychiater W. Birkmayer schreibt: „Das größte Unglück für einen depressiven Patienten ist es, einem Psychotherapeuten in die Hände zu fallen."*
Birkmayer hätte sagen sollen: Es ist ein Unglück, wenn er an einen Psychotherapeuten gerät, der von jenem Unterschied, den die Autoren des vorliegenden Buches betonen, keine Kenntnis hat und eine Depression behandelt wie gewöhnliche Schwierigkeiten, die jeder Mensch zu überstehen hat. Bezogen auf unser Problem müßte man sagen: Eher schaden als nützen wird ein Therapeut, der die Depression eines Ehepartners übersieht, vielleicht gar keine diagnostischen Möglichkeiten hat, sie zu erkennen, und dann behandelt, wie es bei allgemeinen Eheschwierigkeiten angebracht sein mag. Ich kann die überschießende Reaktion Birkmayers verstehen, denn auch ich kenne Patienten, denen eine unsachgemäße Psychotherapie geschadet hat.

Das Eigenartige einer Depression besteht nämlich darin, daß es eine im weiteren Sinne psychosomatische Krankheit ist. Diagnostik und Therapie dürfen nicht eindimensional sein, sie müssen auf die Gesetzmäßigkeiten mehrerer Seinssphären abgestimmt sein. Das hat nicht nur der Arzt zu bedenken, das ist auch in der anthropologischen Betrachtung des depressiven Menschen zu berücksichtigen. Es gehört zu den bedeutendsten Aussagen dieses Buches, wie die Patientin schildert, daß ihr Glaube die Depression nicht verhindert hat, daß Gott „unmittelbar" in der Depression nicht hilft. Das mag für manchen eine ärgerliche Auskunft sein, ich muß sie aber aus beruflicher Erfahrung bestätigen. Religiosität – ich rede hier von echter religiöser Bindung, nicht von scheinheiligem Getue – ist kein Schutz vor Depression. Und innerhalb einer Depression ist auch der vorher Gläubige so hoffnungslos, wie es außerhalb der Depression wohl

* W. Birkmayer, Depression – Biochemie, Klinik, Therapie, Köln 1977.

kaum ein Mensch sein kann. Man kann also aus der Tatsache, daß bei einem Menschen eine Depression aufgetreten ist, nicht auf mangelhaftes Gottvertrauen schließen. Ist nämlich der Mensch in eine Depression hineingeraten, die einen Schweregrad hat, wie er hier beschrieben wurde, dann ist er nicht mehr völlig frei zum Vertrauen in Gott und auch nicht mehr völlig verantwortlich. Aber auch schon das Hineingeraten in die Depression ist nicht völlig freiwillig und damit nicht schuldhaft. Ich bin zwar nicht der Meinung Birkmayers, daß eine Depression ausschließlich oder vorwiegend eine biochemische Entgleisung des Hirnstoffwechsels ist, ich muß aber erstens zugeben, daß die Frage kontrovers ist, und muß zweitens einräumen, daß ohne Zweifel früher oder später biochemische Vorgänge eine zusätzliche Rolle spielen. Das zweifelsfreie Vorliegen einer Mitbeteiligung körperlicher Vorgänge bei einer Depression bedingt, daß dieses Geschehen mehrdimensional betrachtet werden muß.

Mit der Frage, ob der Glaube Einfluß auf eine Depression nehmen könne, und mit dem Hinweis auf die Mehrdimensionalität haben wir uns einem schwierigen Fragenkomplex genähert. Es geht um nichts Geringeres als um die Frage nach der Freiheit und nach der Schuldfähigkeit eines Menschen. Es geht um die Frage, ob er denn überhaupt in der Lage ist, sein Leben nach dem Evangelium einzurichten, wenn es zweifelsfrei körperliche Prozesse, aber auch seelische Gesetzmäßigkeiten gibt, die seine Entscheidungsfreiheit lahmlegen, die bewirken, daß das Evangelium ihn überhaupt nicht mehr erreichen kann. Diese bei anthropologischer Betrachtung der seelischen Krankheit, insbesondere der Depression, sich aufdrängenden Probleme scheinen mir am einleuchtendsten in einem Gleichnis darzustellen zu sein, und von diesem Gleichnis aus kann auch versucht werden, eine Antwort zu geben. Mir scheint angesichts der zweifellos vorliegenden Abhängigkeit des menschlichen Seelenlebens von körperlichen, psychologischen und auch soziologischen Bedingungen unser aller Lage gleich der eines Schwimmers im Strom zu sein. Von uns allen wird erwartet, daß wir unsere Richtung einhalten beim Schwimmen, und dazu sind wir auch in der Lage. Der beste Schwimmer aber und wir alle werden der Strömung hilflos ausgeliefert sein, wenn wir dem Strudel oder dem Wasserfall zu nahe gekommen sind. Es ist eine Frage, die wir nicht zu entscheiden haben, ob manche Menschen aus Unglück oder aus Mitverschulden dem Strudel oder Wasserfall zu nahe gekommen sind.

In der Depression ist der Mensch, als würde er vom Fluß der Zeit in einen Strudel gerissen.
Eine Depression ist also etwas Furchtbares! Aber alles menschliche Leiden ist etwas Furchtbares. Allerdings gehört eine Depression zum Schlimmsten, was überhaupt einen Menschen treffen kann. Merkwürdig, so könnte man meinen, daß die gesundete Patientin und Autorin doch noch etwas Positives in der überstandenen Depression zu sehen scheint, wenn sie schreibt: „Und ich muß lernen, die Zeit auszukosten, die ich gesund leben darf, sie zu genießen, gerade auf dem dunklen Hintergrund der vergangenen und zukünftigen Depression die Vergangenheit auszukosten." Mir erscheint das nicht verwunderlich, ich habe Ähnliches schon öfter von Patienten nach überstandener Depression gehört. Das ist eine den Gesunden nicht sofort einleuchtende Aussage von großer Bedeutung. Man muß Leiden erfahren haben, um sie verstehen zu können. Einatmen und Ausatmen seien zweierlei Gnaden, habe ich als Gymnasiast bei Goethe gelesen – und es nicht verstanden. Aber seitdem ich in der ärztlichen Ausbildung Kranke mit Atemnot zu betreuen hatte, weiß ich, daß tatsächlich einatmen wie ausatmen zu können, ein Geschenk ist, jedenfalls keine Selbstverständlichkeit. Die Erfahrung der seelischen Krankheit kann tatsächlich so etwas wie eine dunkle Folie werden, auf welcher das Geschehen der Tage eine Leuchtkraft bekommt, die man ohne den dunklen Hintergrund wohl nicht wahrnehmen könnte.
Und noch ein Gedanke zum Abschluß: Ist es sinnvoll, daß die Patientin hofft, der Verlauf künftiger Depressionen werde durch ihre jetzigen Erfahrungen günstig beeinflußt werden? Viele meiner Fachkollegen werden sagen, daß das leider eine völlig illusorische Meinung sei. Ich muß also zugeben, daß die Frage wissenschaftlich kontrovers ist. Ich aber hoffe mit der Patientin. Und zwar tue ich das nicht aufgrund irgendeines philanthropischen Wohlmeinens, sondern aufgrund vieljähriger psychiatrischer Erfahrung. Allerdings scheint mir dazu notwendig zu sein, daß der Patient einerseits die Erinnerung an die Krankheit nicht verdrängt, andererseits aber diese Erinnerung auch nicht bewußt festzuhalten und zu kultivieren versucht. Es scheint mir also sehr richtig zu sein, wenn die Patientin sich vornimmt, „die gesunde Zeit jetzt so normal wie möglich zu leben", aber „von vornherein damit zu rechnen, daß ich immer wieder erkranken könnte". Vielleicht ist das bereits die jedem Menschen anzuempfehlende Haltung, denn erkranken können wir alle.